Дмитрий Проняев
Татьяна Хмара

Фетальная анатомия внутренних женских половых органов

Дмитрий Проняев
Татьяна Хмара

Фетальная анатомия внутренних женских половых органов

LAP LAMBERT Academic Publishing

Impressum / **Выходные данные**

Bibliografische Information der Deutschen Nationalbibliothek: Die Deutsche Nationalbibliothek verzeichnet diese Publikation in der Deutschen Nationalbibliografie; detaillierte bibliografische Daten sind im Internet über http://dnb.d-nb.de abrufbar.

Библиографическая информация, изданная Немецкой Национальной Библиотекой. Немецкая Национальная Библиотека включает данную публикацию в Немецкий Книжный Каталог; с подробными библиографическими данными можно ознакомиться в Интернете по адресу http://dnb.d-nb.de.

Coverbild / Изображение на обложке предоставлено: www.ingimage.com

Verlag / Издатель:
LAP LAMBERT Academic Publishing
ist ein Imprint der / является торговой маркой
OmniScriptum GmbH & Co. KG
Heinrich-Böcking-Str. 6-8, 66121 Saarbrücken, Deutschland / Германия
Email / электронная почта: info@lap-publishing.com

Herstellung: siehe letzte Seite /
Напечатано: см. последнюю страницу
ISBN: 978-3-659-59001-6

Содержание

Предисловие

В настоящее время знание особенностей и закономерностей эмбриотопографических корреляций имеет весомое значение при толковании синтопических взаимоотношений органов в процессе внутриутробного развития, их роли в определении формо- и нормогенеза, а также выяснении морфологических предпосылок возникновения вариантов, аномалий и пороков развития.

В монографии с помощью как классических, традиционных, так и современных методов морфологического исследования освещены вопросы морфогенеза и становления топографоанатомических взаимоотношений внутренних женских половых органов в течение плодного периода онтогенеза человека. Представлены ценные сведения о вариантной анатомии внутренних женских половых органов и некоторых их врожденных пороках развития. Установлены морфологические предпосылки возможного возникновения врожденных пороков развития внутренних и наружных женских половых органов. Предложена классификация аномалий женской половой системы на основании этапов эмбриогенеза.

Монография рассчитана на научных работников широкого профиля – анатомов, топографоанатомов, эмбриологов, патологоанатомов, а также аспирантов и врачей разных специальностей – педиатров, акушеров и гинекологов, детских хирургов, перинатологов и др., которые смогут использовать необходимые знания о морфогенезе матки, яичников и маточных труб в норме и при патологии.

Авторы надеются, что издание нашего скромного труда хотя бы частично восполнит острую нехватку литературы по фетальной анатомии человека и будет содействовать дальнейшему развитию морфологических исследований, которые так необходимы для решения ряда вопросов современной перинатальной медицины.

Актуальность исследований фетальной анатомии женских половых органов

В последние годы клиническая медицина все больше стремится четко учитывать анатомо-физиологические особенности возраста, применять соответствующие методы диагностики и лечения. Наряду с хирургией взрослых и детей возникла хирургия новорожденных, хирургия пожилого и старческого возраста и даже плодов [15, 17, 19, 50]. Сегодня отдельные заболевания плода поддаются лечению, в том числе и хирургической коррекции еще в утробе матери. Так называемая "фетальная хирургия" является одним из перспективных направлений пренатальной медицины. Следует отметить, что активное внедрение перинатальной профилактики и лечения врожденных пороков требуют современных подходов и методов исследования внутриутробного развития, использование которых является невозможным без тщательного морфологического исследования динамики становления органов и структур в перинатальном периоде онтогенеза. Принимая во внимание запросы современной медицины, особого значения приобретают анатомические исследования в перинатальном периоде, цель которых лежит в разработке анатомической основы для диагностических и лечебных приемов при перинатальной патологии [23-26, 51-53].

Изучение динамики морфологических особенностей органов и систем плода и новорожденных в настоящее время не вызывает сомнения среди как морфологов, так и клиницистов. С учетом стремительного развития таких отраслей современной медицины как перинатальная физиология и фетальная хирургия, в развитых странах одной из важнейших отраслей медицинской науки является перинатальная анатомия. Еще в начале прошлого века известный физиолог П.К. Анохин охарактеризовал перинатальный период как самый важный период в жизни человека, во время которого "разрозненные локальные реакции объединяются в функциональные системы" (в систему пищеварения, дыхания, сердечно-сосудистую и т.д.). К сожалению, в Украине

3

развитию перинатальной анатомии, не уделяется должного внимания, а также отсутствуют в отечественной научной литературе анатомические стандарты перинатального периода онтогенеза человека. В то же время в развитых странах мира практика внутриутробной коррекции врожденных пороков используется все чаще. В научной литературе имеются разногласия в определении сроков появления зачатка и формирования парамезонефральных протоков, сроков и механизмов возникновения врожденных пороков матки. Недостаточно внимания уделяется изучению формы, длины и ширины матки в течение плодного периода онтогенеза. Особенности строения и структурной трансформации матки остаются актуальной проблемой морфологов и клиницистов. Фрагментарность и несистематизированность научных исследований типичной и вариантной анатомии матки обусловливают приоритетность и оригинальность данного исследования [3, 4]. В литературе зачастую встречаются разрозненные и фрагментарные данные, касающиеся перинатальной анатомии женской половой системы [6]. Согласно некоторым данным [7], распространенность врожденных пороков развития на территории некоторых регионов Украины достигает 3,2%, а каждый 10-й ребенок рождается с пороком развития мочеполовой системы. Ведущее место среди всех врожденных пороков развития занимают пороки центральной нервной системы (32,63%), на втором месте находятся врожденные пороки развития почек (15,16%). Частота бесплодия среди женщин репродуктивного возраста в последнее время имеет тенденцию к росту и достигает 20%. Сегодня практически каждая беременность сопровождается риском врожденной патологии. 54% случаев младенческой смертности являются последствиями осложнений врожденных пороков развития. За последние 5 лет показатель младенческой смертности в стране был снижен на 17,3% (с 11,0 до 9,1 на 1000 родившихся живыми соответственно в 2007 и 2011 годах) [1, 5, 11, 40]. Проблемным вопросом остается диагностика и коррекция врожденных пороков развития, которые составляют 27,3% потерь младенцев. Наименьшая частота наблюдается среди врожденных пороков развития половых органов (2,29%), что может быть связано с трудностями диагностики. Часто врожденные пороки половой системы сочетаются с аномалиями других систем, прежде всего мочевыделительной и пищеварительной. Чаще встречаются врожденные пороки мужской половой системы, что можно объяснить сложностью диагностики женской гинекологической патологии. Именно поэтому мы выбрали данное направление для своих научных исследований, фрагментом которых является данная работа [13, 16, 18]. В структуре детской врожденной патологии пороки развития внутренних женских половых органов не занимают ведущее место. Однако, это не свидетельствует о низком проценте их возникновения. В первую очередь данный факт указывает на сложность пренатальной диагностики патологии женских половых органов. Часто врожденные пороки развития внутренних женских половых органов проявляются лишь с достижением фертильного возраста [20, 21, 41-43].

Изучение причин развития врожденных пороков и особенностей нормального морфогенеза – необходимое звено в системе контроля над мутационным процессом или в более общем плане – за состоянием окружающей среды. Поэтому, как с научной, так и с практической точки зрения является интересным изучение особенностей строения и топографии органов и структур в перинатальном периоде [22, 26, 44-47].

В последнее время наблюдается ухудшение репродуктивного здоровья женского населения. Оно зависит от особенностей формирования половой системы в пренатальном периоде онтогенеза человека. Интересен факт специфических возрастных особенностей выявления патологии женской половой системы. Пик заболеваемости приходится на 17-20 лет – примерный период начала половой жизни [29, 30, 48]. Неоспоримым является тезис о том, что в значительной степени причины развития заболеваний внутренних женских половых органов формируются в пренатальном периоде развития человека. Однако врачами не уделяется должного внимания их диагностике, в основном из-за отсутствия жалоб пациентов. В улучшении системы научной организации труда практического врача важную роль играет совершенствование методов диагностики перинатальной патологии. Своевременная постановка диагноза, а, следовательно адекватная терапия предупреждают переход острого воспаления в хроническую стадию, что снижает риск развития и отдаленных осложнений заболеваний органов женского малого таза [32, 34-36].

Вопросы репродукции касаются не только биологического уровня развития человека в обществе, но и социального, философского и психологического. Учитывая это, исключительное значение приобретает важность качественной перинатальной диагностики и коррекции врожденной патологии репродуктивной системы. Учитывая вышеизложенное, особое значение приобретают меры первичной профилактики, и именно исследования в области перинатальной анатомии должны стать основой ранней диагностики отклонений нормального морфогенеза и разработки морфологических критериев нормального и патологического развития.

Современная научная база фундаментальных исследований полностью удовлетворяет ученых-морфологов. Общепризнанным является факт, что невозможно осмыслить топографоанатомические взаимоотношения структур взрослого человека без учета истории их развития. Поэтому, на наш взгляд, наиболее целесообразным методологическим средством в морфологическом исследовании является именно исторический подход. Учитывая это, изучение динамики становления топографии и морфологических преобразований матки в плодном периоде и у новорожденных именно в начале их функциональной активности является актуальным и своевременным [9, 12, 14, 49].

Одно из первых мест среди направлений реформирования медицинской отрасли в Украине занимает осознание значения перинатальных факторов в этиологии многих болезней ребенка и поиск оптимальных методов диагностики и лечения новорожденных. В источниках литературы встречаются фрагментарные сообщения о морфогенезе врожденных пороков развития женских половых органов. Однако, до сих пор не хватает фундаментальных работ по классификации врожденных пороков развития женских половых органов. В данной научной работе мы предлагаем расширенную классификацию врожденных пороков развития женских половых органов на основе этапов эмбриогенеза и с учетом современных нормативов Международной классификации болезней (МКБ-10). Актуальность данного исследования также обусловлена разнообразием патологических состояний матки (агенезия, аплазия, атрезия, дидельфинная матка, двойная матка и многие другие) и необходимостью разработки новых хирургических технологий и микрохирургических операций, что в свою очередь обусловливает актуальность микрохирургической анатомии [27, 39]. Ученые-морфологи исследуют различные структуры внутренних женских половых органов, однако, основное внимание уделено исследованию их анатомических особенностей у взрослых. Активно разрабатывается микрохирургическая анатомия матки у взрослых. В то же время макромикроскопическая анатомия этого органа у плодов описана только в единичных работах и лишь косвенно у новорожденных. Такие исследования не могут претендовать на комплексность и полное освещение данного вопроса. С учетом макро- и микроскопических структур комплекс женских мочеполовых органов рассматривается только в единичных сообщениях. В современной литературе редко встречаются данные результатов ультразвукового, рентгенологического или эндоскопического исследований перинатальных анатомических особенностей матки [2].

Разработка стандартизированных тестов развития, идентификация и определение нарушений развития, прогнозирование последующей инвалидности – основные задачи перинатальной и неонатальной служб. Хотим подчеркнуть, что ультразвуковую диагностику врожденных пороков половой системы необходимо начинать с пренатального периода. Итак, всесторонние макромикроскопичные данные о строении матки в перинатальном периоде онтогенеза человека имеют важное практическое значение и являются актуальной задачей медицинской науки [10].

Широкое внедрение в практику результатов морфологических исследований и установление перинатальных стандартов топографоанатомических особенностей органов и систем человека, значительно повысит эффективность оказания медицинской помощи [28, 31, 37].

Определение морфологических закономерностей онтогенеза человека имеет не только актуальное теоретическое, но и важное практическое значение, поскольку знание особенностей и закономерностей развития тканей, органов и организма в целом помогает выяснению патогенеза ряда заболеваний, является базой для совершенствования и разработки новых рациональных методов их профилактики, диагностики и лечения [33, 36, 38].

Выявление точных и полных данных о последовательности становления топографоанатомических взаимоотношений внутренних женских половых органов между собой и со смежными органами и структурами во внутриутробном периоде развития человека, уточнение времени и морфологических предпосылок возможного возникновения их вариантов строения и врожденных пороков развития являются важными направлениями анатомической науки.

Задачами нашего исследования явилось: 1) выяснить особенности фетального морфогенеза внутренних женских половых органов; 2) проследить закономерности морфологических преобразований матки в плодном периоде онтогенеза человека и выявить признаки патологического ее развития; 3) разработать классификацию врожденных пороков развития внутренних и наружных женских половых органов на основе этапов эмбриогенеза.

Материал и методы исследования

Материалом для исследования послужили 70 трупов и органокомплексов плодов человека женского пола 161,0-500,0 мм теменно-пяточной длины (ТПД) и без признаков патологии органов мочеполовой системы, полученных в результате преждевременных родов от практически здоровых женщин или вследствие абортов по медицинским показаниям со стороны матери или по социальным показаниям. Исследования трупов плодов женского пола массой свыше 500,0 г проводились непосредственно в прозекторской коммунального учреждения "Бюро детской судебно-медицинской экспертизы г. Черновцы". Периоды внутриутробного развития систематизированы согласно классификации периодов онтогенеза человека, принятой на VII Всесоюзной конференции по проблемам возрастной морфологии, физиологии и биохимии (Москва, 1965) и классификации Г.А. Шмидта (1968). Возрастной состав объектов исследования определяли по сводным таблицам Б.М. Пэттена (1959), Б.П. Хватова и Ю.Н. Шаповалова (1969) на основании измерения ТПД с учетом Инструкции по определению критериев перинатального периода, живорожденности и мертворожденности, утвержденной Приказом МЗО Украины № 179 от 29.03.2006 г.

Возрастной состав объектов исследования представлен в таблице 1.

Таблица 1

Возрастной состав и количество объектов исследования

Возраст объектов исследования	Теменно-пяточная длина, ТПД (мм)	Количество объектов
Плоды:		
4 месяцев	165,0-200,0	10
5 месяцев	220,0-250,0	10
6 месяцев	255,0-295,0	10
7 месяцев	310,0-350,0	10
8 месяцев	351,0-395,0	10
9 месяцев	405,0-440,0	10
10 месяцев	460,0-500,0	10

Материал распределили на семь групп по 10 препаратов соответственно возрасту плодов от 4 до 10 месяцев. В процессе выполнения данного исследования объединены современные адекватные анатомические и морфостатистические методы оценки достоверности полученных результатов. Подобранный материал, по нашему мнению, полностью удовлетворяет условия достижения поставленной цели по установлению динамики и закономерностей морфологических изменений матки на протяжении плодного периода онтогенеза человека.

Применяли методы обычного и тонкого препарирования под контролем бинокулярной лупы, изготовления топографоанатомических срезов, макромикроскопии, морфометрии и схематической зарисовки врожденных пороков женских половых органов. Инъекцию сосудов производили с целью дальнейшего препарирования, макромикроскопического исследования и рентгенографии. Трубчатые структуры, заполненные полихромными инъекционными смесями, значительно проще идентифицировать и препарировать после фиксации. Инъекцию артериальной системы выполняли через катетер, установленный в грудной части аорты со стороны плевральной полости [8].

Измеряли ТПД, после чего анатомическое вскрытие выполняли поперечным разрезом передней брюшной стенки через пупок к уровню передних подмышечных линий и два вертикальных разреза по передним подмышечным линиям до подвздошного гребня, дальше параллельно паховым связкам до лобкового симфиза. Образовавшийся лоскут передней брюшной стенки удаляли, петли тонкой кишки смещали вверх для осмотра органов полости таза. При необходимости удаляли тонкую кишку. Изучали особенности синтопии, голотопии и скелетотопии матки, полученные данные фотодокументировали [2]. После проведенного макроскопического исследования свежие трупы плодов использовали для дальнейшего гистологического исследования или инъекции сосудов. Для фиксации трупов плодов готовили два раствора формалина 5% и 10 %, материал помещали в 5%

10

раствор формалина для "промежуточной" фиксации при 5-10°C на 2-3 суток. Для изготовления топографоанатомических срезов пользовались двумя методами. По одной методике изучаемый материал предварительно хранили в специальном растворе (24% хлористый цинк в 40% формальдегиде) в течение 1-1,5 месяца в зависимости от размера объекта. После этого брюшинную полость заполняли раствором желатина, дополнительно фиксировали органы и структуры. Далее выполняли срезы в одной из трех взаимно перпендикулярных плоскостях, толщиной 0,5-1,5 см с помощью специального ножа. Изготовленные срезы помещали в теплую воду для освобождения от желатина, после чего их погружали в 5% раствор формалина для хранения.

По другой методике, фиксированные в растворе формалина плоды, промывали в проточной воде в течение 1-2 часов. Удаляли нижние и верхние конечности плода, устанавливали его в определенном положении и помещали в морозильную камеру. Далее выполняли срезы в одной из трех взаимно перпендикулярных плоскостях, толщиной 0,5-1,5 см с помощью специального ножа. На каждом срезе проводили морфометрические измерения и изучали топографоанатомические взаимоотношения матки.

Исследования проведены в соответствии с методическими рекомендациями: "Соблюдение этических и законодательных норм и требований при выполнении научных морфологических исследований". Полученые морфометрические данные обрабатывались при помощи лицензионной версии программы "StatPlus 2005 Professional 3.5.3" (AnalystSoft, Канада-Украина). При написании данной монографии использованы некоторые данные с электронного ресурса http://www.radiomed.ru.

Морфогенез внутренних женских половых органов у ранних плодов

При исследовании плодов 4-6 месяцев выявлены определенные особенности строения, синтопии и топографии матки. У пяти из 30-ти исследованых плодов наблюдали незначительное отклонение вертикальной оси матки во фронтальной плоскости вправо. Выраженность данного отклонения, вероятно, зависит от соотношения длины круглых связок матки. Соответственно в 5-ти случаях правая круглая связка матки у плодов 4-6 месяцев была короче левой. Средняя длина правой круглой связки матки составляет 6,5 мм, а левой – 7,1 мм. Относительно отклонения в сагиттальной плоскости, то идентифицировать четкие положения anteflexio или retroflexio не удалось. Во всех случаях матка занимает промежуточное положение. Синтопически, во всех случаях матка задней своей поверхностью тесно соприкасается с передней стенкой прямой кишки, а передней поверхностью контактирует с задней поверхностью мочевого пузыря. По бокам, на расстоянии до 1,0 мм, проходят пупочные артерии. Наибольшим разнообразием синтопических взаимоотношений с маткой характеризуются яичники. У большинства ранних плодов (8 из 10-ти плодов 4 месяцев) яичники занимают высокое положение и нижними концами соприкасаются с задней поверхностью матки. Высокое положение характеризуется локализацией яичников вдоль боковых стенок прямой кишки или в подвздошных областях. У двух 4 месячных плодов яичники большей своей частью располагались за маткой. Такое же положение было характерно и для большинства плодов 6 месяцев. Наибольшей вариабельностью морфологических признаков характеризуется форма матки, а именно форма ее дна. У 26-ти плодов из 30-ти исследованных матка была плоской – от 1,0 до 2,5 мм толщиной. У 4 плодов матка треугольной формы. Дно матки плодов 4-х месяцев характеризуется следующими формами: плоское (2 случая), выпуклое (1 случай), желобоватое (5) и горбистое (2 наблюдения). В половине (5 из 10) случаев у плодов 4 месяцев дно матки имеет желобоватую форму (рис. 1), которая характеризуется наличием борозды по центру дна матки, что разделяет ее на две части. По нашему мнению, такое строение можно расценивать как нормальное для данного периода развития и является признаком продолжения эмбриогенеза. В двух случаях дно матки имеет горбистую форму, которая характеризуется наличием горбиков в области устья маточных труб. По нашему мнению, данный вариант является следствием уплощения борозды, наличие которой характерно для большинства плодов данного возрастного периода.

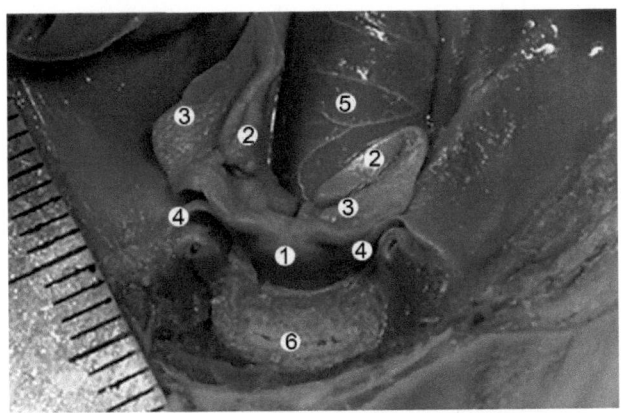

Рис. 1. Внутренние женские половые органы плода 180 мм ТПД. Макропрепарат: 1 – матка; 2 – маточные трубы; 3 – яичники; 4 – круглые связки матки; 5 – прямая кишка; 6 – мочевой пузырь.

Еще в двух случаях дно матки плоское, что свидетельствует об исчезновении борозды. В одном случае дно матки выпуклое, что указывает на ускорение развития в данном конкретном случае.

У плодов 5 месяцев наблюдается равномерное распределение установленных нами форм дна матки. В трех случаях обнаружена горбистая форма (рис. 2), еще в 3-х – желобоватая, в 2-х – плоская и еще в 2-х наблюдениях – выпуклая форма дна матки. У плодов 6 месяцев преобладает плоская форма дна матки (7 случаев из 10) (рис. 3). По одному случаю выявлена желобоватая форма, горбистая и выпуклая формы дна матки. Обнаруженные нами анатомические особенности матки указывают на характер-

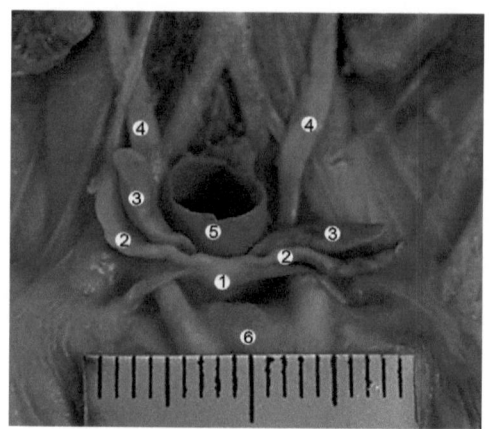

Рис. 2. Внутренние женские половые органы плода 230 мм ТПД. Макропрепарат: 1 – матка; 2 – маточные трубы; 3 – яичники; 4 – мочеточники; 5 – прямая кишка; 6 – мочевой пузырь.

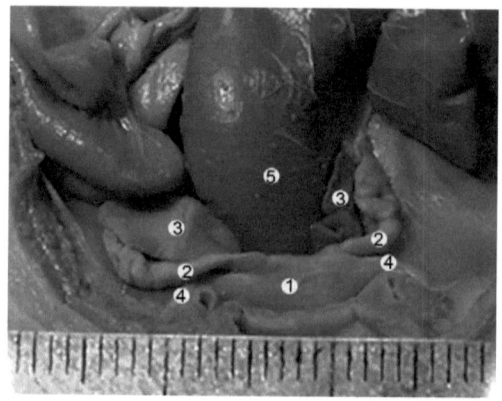

Рис. 3. Внутренние женские половые органы плода 280 мм ТПД. Макропрепарат: 1 – матка; 2 – маточные трубы; 3 – яичники; 4 – круглые связки матки; 5 – прямая кишка.

ную принадлежность определенной формы к этапу развития. Соответственно можно проследить закономерности морфогенеза внешней формы дна матки, от желобоватой к плоской форме. Выявление желобоватой формы матки у плодов

6 месяцев, может свидетельствовать о задержке развития и возможности формирования врожденных аномалий.

Итак, морфологически форма дна матки во втором триместре меняется от желобоватой (у плодов 4 месяцев) к плоской форме (на 6 месяце внутриутробного развития). Изменения топографии и синтопии матки указывают на постепенное опускание маточных труб и яичников. Во всех случаях нельзя было установить положение тела матки как anteflexio или retroflexio.

Топографоанатомические особенности внутренних женских половых органов у поздних плодов

Характерными признаками строения матки плодов, по которым можно установить некоторые ее топографоанатомические особенности, являются морфометрические параметры, синтопия и рельеф стенок. Форма матки у большинства исследованных плодов 7-8 месяцев плоская. У плодов 9-10 месяцев матка значительно утолщается. Нами установлено, что вентродорсальный размер матки у плодов 7-10 месяцев увеличивается интенсивнее, чем билатеральный. Матка расположена в полости малого таза, передняя ее стенка прилегает к задней стенке мочевого пузыря, а задняя стенка органа – к передней стенке прямой кишки. По бокам располагаются пупочные артерии. Яичники в большинстве случаев (19 из 30) располагаются по сторонам от прямой кишки, соприкасаясь своим нижним концом с задней стенкой матки или на 1/3 погружены за матку. В 5-ти случаях яичники полностью располагались за маткой. В 4-х случаях правый яичник занимал восходящее положение и находился в правой паховой области, в двух наблюдениях левый яичник, соответственно, был расположен в левой паховой области. По нашему мнению, в течение перинатального периода происходит постепенное опускание яичников до уровня дна матки, или погружения их в прямокишечно-маточное углубление. Именно такие процессы мы и наблюдали при исследовании внутренних женских половых органов у плодов 7-10 месяцев. Вертикальная ось матки во всех случаях несколько смещена в горизонтальной и фронтальной плоскостях. У 18 плодов (из 30 исследованных) вертикальная ось матки была наклонена вентрально влево, а в 12 случаях – вентрально вправо. Данная топографическая особенность, по нашему мнению, свидетельствует о диспропорциональном развитии круглых связок матки, впрочем, это является нормальным явлением для данного возрастного периода. Считаем, что именно они регулируют наклон матки в ту или иную сторону. Матка как правило будет наклонена в сторону короткой круглой связки матки. В сагиттальной плоскости матка во всех случаях наклонена вперед. Нами установлены особенности динамического изменения рельефа дна матки на протяжении 7-10 месяцев внутриутробного развития. У плодов 7 месяцев наблюдается наибольшее разнообразие рельефа дна матки. В одном случае (из 10 исследованных плодов данной возрастной группы) обнаружены борозды по центру дна матки, которые делят матку на правую и левую часть. Как известно [7] такая форма дна матки характерна для ранних плодов и свидетельствует о продолжении процессов эмбриогенеза. По нашему мнению, наличие борозды является условной нормой для данного периода развития, однако может свидетельствовать об относительной задержке пластических процессов. В 3-х случаях обнаружена горбистая форма дна матки. Данная форма характеризуется наличием двух небольших горбиков в области устья, которые являются остатками борозды. Еще в 2-х случаях наблюдали выпуклое дно матки, которое, по нашему мнению, является наиболее приближенным к дефинитивной форме строения. В большинстве случаев (4 из 10) обнаружено плоское дно матки (рис. 4).

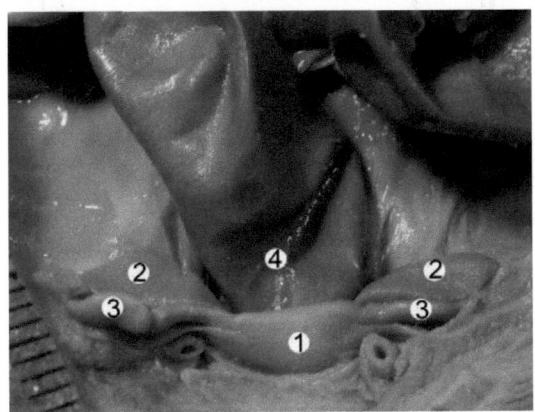

Рис. 4. Внутренние женские половые органы плода 380 мм ТПД. Макропрепарат: 1 – матка; 2 – яичники; 3 – маточные трубы; 4 – прямая кишка.

У плодов 8 месяцев наблюдается значительное преобладание случаев плоской формы дна матки (6 наблюдений из 10). В двух случаях обнаружено выпуклое дно и еще в двух наблюдениях – горбистое.

У плодов 9-10 месяцев в 10 случаях из 20 обнаружено выпуклое дно матки (рис. 5), у 8 плодов – плоское и у двух плодов 10 месяцев – горбистое. Итак, в период с 7 по 10 месяц внутриутробного развития форма матки изменяется от желобоватой к выпуклой. Интересен тот анатомический факт, что у плодов 7 месяцев, в некоторых случаях наблюдается выпуклая форма дна матки, в то же время встречается и желобоватая форма, которую можно назвать приближенной к двурогой матке. Плод в данном случае является жизнеспособным. По нашему мнению, перспективным является проведение исследования структурно-функциональных особенностей матки в постнатальной жизни людей, рожденных преждевременно.

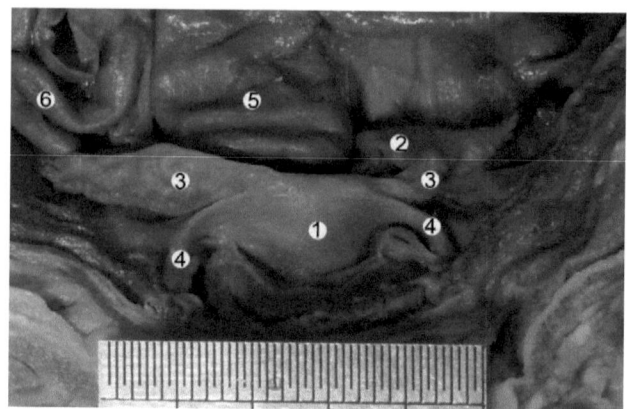

Рис. 5. Внутренние женские половые органы плода 450 мм ТПД. Макропрепарат: 1 – матка; 2 – левый яичник; 3 – маточные трубы; 4 – круглые связки матки; 5 – прямая кишка; 6 – червеобразный отросток.

Таким образом, у плодов 7-10 месяцев вентродорсальный размер матки увеличивается интенсивнее, чем билатеральный. В период с 7 по 10 месяц внутриутробного развития форма матки изменяется от желобоватой к выпуклой. В перинатальном периоде происходит постепенное опускание яичников до уровня дна матки, или погружения их в прямокишечно-маточное углубление.

Связочный аппарат внутренних женских половых органов у плодов человека

Широкая и круглая связки матки, собственная и подвешивающая связки яичников, брыжейки матки, яичников и маточных труб – как производных широкой связки матки, в той или иной степени развития выявлены у исследуемых плодов. Некоторые из названных связок имеют схожее строение, например; круглые связки матки так же, как и собственные связки яичников, у большинства плодов визуализируются в виде плотных продолговатых цилиндров белого цвета, в составе которых не удается проследить, предварительно инъецированные сосуды. Морфометрические данные некоторых связок отображены в таблице 2. Мы считаем, что эти связки имеют неравнозначное определяющее значение для установления топографии того или иного внутреннего женского полового органа в плодном периоде онтогенеза человека. При выявлении смещения матки во фронтальной плоскости (2 случая), одна из круглых связок матки короче, соответственно стороне наклона матки (рис. 6). Этот факт, по нашему мнению, не может быть ни причиной, ни следствием врожденной патологии, а является лишь вариантом строения.

Таблица 2

Морфометрические параметры связочного аппарата внутренних женских половых органов в течение плодного периода развития

Возраст объекта (месяц)	Длина (мм)							
	Круглой связки матки		Подвешивающей связки яичника		Собственной связки яичника		Брыжейки маточной трубы	
	правой	левой	правой	левой	правой	левой	правой	левой
4	4,1-5,1	4,5-5,9	3,3-4,8	4,2-6,5	1,0-1,3	0,9-1,1	2,2-3,0	1,5-2,0
5	4,5-5,5	5,1-6,2	4,2-5,1	4,3-5,4	1,1-2,6	1,2-2,3	4,0-4,8	3,4-4,2
6	5,8-6,6	5,3-6,4	5,3-5,7	5,4-5,7	2,2-3,3	2,2-3,2	4,3-5,0	3,5-4,0
7	7,8-8,5	8,0-8,6	5,8-6,7	5,8-6,8	2,6-4,7	2,9-4,3	4,2-4,8	4,0-5,0
8	8,4-8,8	8,6-9,3	6,0-6,9	6,0-7,1	4,0-5,9	4,0-5,8	5,1-5,7	4,8-5,5
9	10,5-11,7	9,4-10,6	6,2-6,8	5,9-6,9	3,8-5,9	4,7-5,6	7,0-9,0	7,0-8,0
10	16,5-17,3	15,2-16	6,8-7,2	6,9-7,3	4,9-5,9	4,7-5,6	9,5-10,6	11,2-12,3

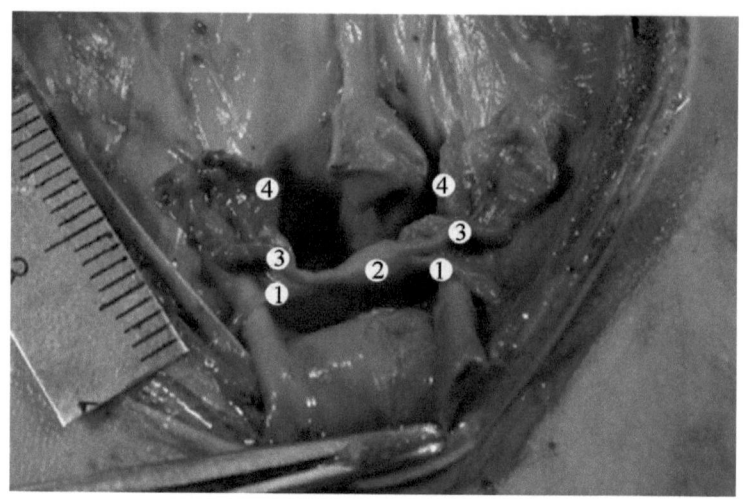

Рис. 6. Внутренние женские половые органы плода 355 мм ТПД. Макропрепарат: 1 – круглые связки матки; 2 – матка; 3 – маточные трубы;4 – яичники.

Широкая связка матки, также как брыжейки маточных труб и яичников, представляют собой широкие, прозрачные складки брюшины, в толще которых четко определяются сосудистые сплетения и небольшое количество рыхлой соединительной ткани. Предполагаем, что данные связки так же, как и собственные связки яичников не влияют на топографию внутренних женских половых органов. Особую заинтересованность вызывает топография подвешивающих связок яичников, поскольку им характерна наибольшая вариабельность строения. Данные связки могут иметь как плотную консистенцию и визуализироваться в виде беловатых цилиндров, так и представлены широкими тяжами брюшины с различной локализацией прикрепления. Во всех случаях в толще подвешивающих связок яичников всегда обнаруживаются кровеносные сосуды. Есть все основания предполагать, что особенности их строения влияют на топографию яичников и маточных труб.

В результате проведенных исследований установлено, что в фетальном периоде онтогенеза яичники могут иметь высокое (рис. 7) и низкое положение (рис. 8), что, по нашему мнению, не свидетельствует о их патологическом состоянии. Следует подчеркнуть, что во всех выявленных нами случаях таких пороков развития женской половой сферы как агенезия (1 случай) и атрофия матки (2 случая), двурогая матка (3 случая), мы всегда наблюдали высокое положение яичников и соответственно – короткие подвешивающие связки яичников, что свидетельствует об определенном нарушении пренатальной фиксации яичников. Обобщая вышеизложенное, делаем вывод о влиянии подвешивающих связок яичников на топографию внутренних женских половых органов. Широкие связки матки также, как и собственные связки яичников оказывают незначительное влияние, их строение и топография является наиболее постоянной. Это, по нашему мнению, связано с особенностями их генетически обусловленного, эмбрионального морфогенеза. В отличие от влияния подвешивающих связок яичников и круглых связок матки, вопрос о морфогенезе которых довольно сложно проследить, а, следовательно, остаётся дискуссионным.

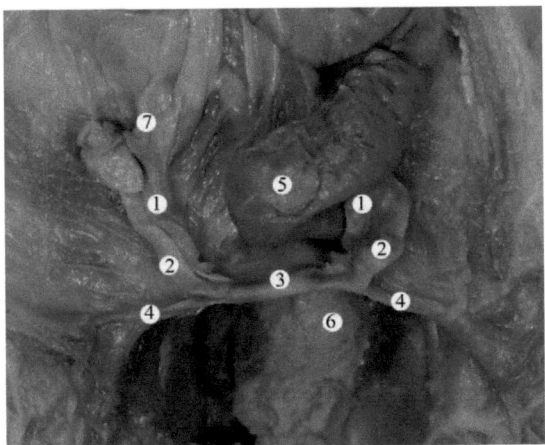

Рис. 7. Внутренние женские половые органы плода 250 мм ТПД. Макропрепарат: 1 – яичники; 2 – маточные трубы; 3 – матка; 4 – круглые связки матки; 5 – сигмовидная ободочная кишка; 6 – влагалище; 7 – правая подвешивающая связка яичника.

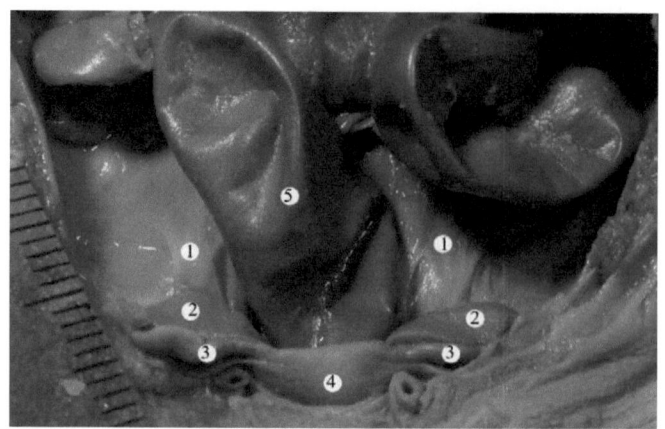

Рис. 8. Внутренние женские половые органы плода 300 мм ТПД. Макропрепарат. 1 – подвешивающие связки яичников; 2 – яичники; 3 – маточные трубы; 4 – матка; 5 – пряма кишка.

Отметим, что наибольшее влияние на становление топографии подвешивающих связок яичников, а значит и самого органа, оказывают смежные с яичниками органы: слепая кишка и червеобразный отросток, восходящая ободочная кишка, правый мочеточник, правый край корня брыжейки, – влияют, в основном, на правый яичник и (или) правую подвешивающую связку яичника; сигмовидная ободочная кишка, левый край корня брыжейки, левый мочеточник – на левый яичник и (или) подвешивающую связку. Возникает вопрос: "В чем же кроется причина такой вариабельности топографии яичников и какая связь между ней и обнаруженными нами пороками развития?" Известно, что еще в эмбриональном периоде одновременно с формированием связок вокруг определенных патологических очагов наблюдаются так называемые «пленчатые отложения». В том числе эти процессы характерны и для толстой кишки, отдельные участки которой вплотную прилежат к яичникам. В участках, которые в процессе роста, поворота и фиксации недостаточно кровоснабжаются, в результате поворота и натягивания брыжейки диаметр их кровеносных сосудов уменьшается, вызывает венозный застой, вследствие чего в этих участках кишечные петли склеиваются и образуют дополнительные связки. Сами по себе они не вызывают патологических изменений, но могут преобразовываться на фоне хронического кишечного стаза, колита или при распространении воспаления со смежных органов. Эти процессы вызывают образование новых срастаний и замену пленчатых отложений, следствием чего является высокое положение яичников. Именно этим можно объяснить связь между высоким положением яичников и выявленными нами пороками развития, которые, очевидно, в эмбриональном периоде сопровождались воспалительными явлениями [1].

Итак, высокое положение яичников можно квалифицировать как состояние, предрасполагающее или свидетельствующее о возможном развитии или наличии патологии внутриутробного развития.

При высокой фиксации правого яичника он оказывается прикрытым червеобразным отростком. В таких случаях яичник может локализироваться в нижнем подвздошно-кишечном или позадислепокишечном углублениях брюшины, а подвешивающая связка яичника может брать начало широкой основой от брыжейки червеобразного отростка, поясничной фасции и корня брыжейки. Можно предположить, что данная топография правого яичника в будущем может стать причиной затруднения дифференциальной диагностики его заболеваний и патологии червеобразного отростка.

На ранних стадиях плодного периода собственные связки правого и левого яичников почти одинаковой длины, толщина собственных связок яичников составляет 0,45±0,04 мм. Подвешивающие связки яичников имеют вид тонких, прозрачных соединительнотканных пучков. Локализация места начала подвешивающей связки правого и левого яичников является вариабельной. В большинстве случаев подвешивающие связки яичников начинаются от фасции большой поясничной мышцы. Также подвешивающая связка яичника может начинаться от различных участков париетальной и висцеральной брюшины: брыжейки червеобразного отростка, подвздошной кишки, сигмовидной ободочной кишки и др. Далее связка направляется вниз к брыжейке яичника. В толще подвешивающих связок яичников расположены яичниковые сосуды. Длина подвешивающих связок: правого яичника составляет 4,0±0,2 мм, а левого – 5,5±0,3 мм. Генетически обусловленным является факт высокого положения правого яичника, чем, в свою очередь, объясняется превалирование длины подвешивающей связки левого яичника над одноименной связкой правого яичника.

В начале плодного периода развития человека длина брыжейки левого яичника составляет 850±25 мкм, правого – 700±30 мкм; толщина левого яичника – 92±3 мкм и толщина правого яичника – 150±20 мкм. Обе брыжейки окружены мезенхимой и погружаются в паренхиму яичников со стороны ворот, которые расположены на дорсолатеральной поверхности яичников. В толще брыжейки располагаются сосудистые сплетения.

У плодов 5 месяцев собственные связки яичников представлены короткими тяжами. Длина собственной связки правого яичника – 1,5±0,1 мм, а длина одноименной связки левого яичника – 2,2±0,2 мм. Длина подвешивающей связки правого яичника – 3,0±0,3 мм, а левого – 3,2±0,2 мм. В толще подвешивающей связки яичника проходят яичниковая артерия в сопровождении одноименной вены.

У плодов 6 месяцев подвешивающая связка яичника подходит к маточному концу органа, в ее составе проходят яичниковые артерия и вена. Собственные связки яичников, длиной 4,7±0,5 мм, крепятся к задней поверхности матки ниже маточной трубы. Брыжейки яичников имеют длину 12,0±0,9 мм и ширину – 1,6±0,2 мм.

У плодов 7 месяцев к заднему листку широкой связки матки одноименной брыжейкой, шириной 10,0±0,5 мм, крепятся яичники. Длина собственных связок яичников составляет 3,0±0,3 мм, они следуют от маточного конца яичника к задней поверхности тела или дна матки. Подвешивающие связки яичников короткие, отходят от латеральной части брыжейки яичников и крепятся к поясничной фасции, вмещают в себя яичниковые сосуды.

Широкие связки матки визуализируются в виде дупликатуры брюшины, которая начинается маточными трубами. Между листками широкой связки матки также расположены круглые и кардинальные связки матки, сосудистые сплетения и рыхлая соединительная ткань. Собственная связка яичника, длиной 3,5±0,2 мм, крепится к матке под устьем маточной трубы латерально. Длина брыжейки яичника составляет 5,5±0,4 мм и ширина – 1,2±0,2 мм. Маточные трубы расположены интраперитонеально.

У 8-месячных плодов собственная связка яичника начинается от латеральной поверхности матки под маточной трубой длиной 4,35±0,5 мм. Брыжейка яичника имеет длину 6,3±0,5 мм и ширину 1,0±0,2 мм.

В конце плодного периода длина подвешивающей связки правого и левого яичника достигает 5,6±0,3 мм, собственной связки яичников – 4,2±0,2 мм, длина брыжейки яичников – 9,3±0,4 мм, а ширина 3,1±0,2 мм.

Длина правой и левой круглых связок матки определяет степень наклона матки в соответствующую сторону. В случае, когда левая круглая связка матки короче правой, матка была наклонена влево. При короткой правой круглой связке, матка, соответственно, наклонена вправо. Среди всех исследуемых препаратов, в большинстве случаев длина правой круглой связки превалировала над левой одноименной связкой, а количество случаев короткой правой круглой связки матки в два раза превышает случаи равной длины круглых связок матки (рис. 9). Следует отметить, что показатели фетальной морфометрической характеристики круглых связок матки отличаются от таковой начала плодного периода, для которой характерно преимущественное превалирование длины левой круглой связки матки над правой (рис. 10).

Длина подвешивающих связок яичников, в свою очередь, определяет высоту положения яичников – чем короче связка, тем выше положение яичника. По данным нашего исследования остальные связки внутренних женских половых органов не оказывают существенного влияния на их топографию.

Итак, чрезмерная длина подвешивающих связок яичников может свидетельствовать о наличии возможной патологии развития внутренних женских половых органов. Связочный аппарат внутренних женских половых

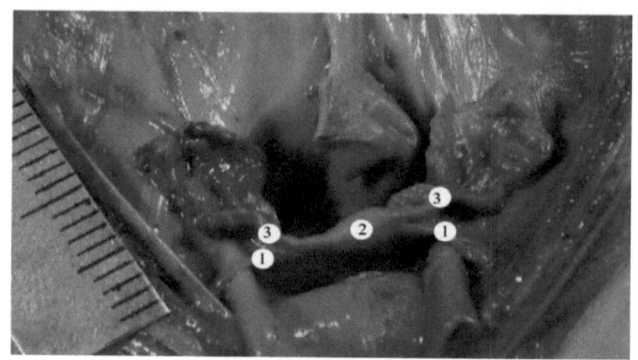

Рис. 9. Внутренние женские половые органы плода 350 мм ТПД. Макропрепарат: 1 – круглые связки матки; 2 – матка; 3 – маточные трубы.

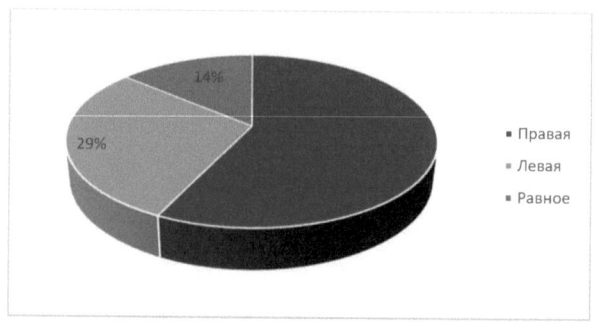

Рис. 10. Процентное соотношение превалирования длины правой и левой круглых связок матки

органов имеет разную степень влияния на их топографию. Филогенетически раньше детерминированные связки (подвешивающие связки яичников и круглые связки матки) имеют большее влияние на топографию внутренних женских половых органов. Подвешивающие связки яичников и круглые связки матки имеют определяющее значение для формирования дефинитивной топографии внутренних женских половых органов. Морфометрические параметры связочного аппарата правого и левого яичников, маточных труб и их брыжеек, правой и левой круглых связок матки в фетальном периоде онтогенеза изменяются волнообразно. Высота положения яичников определяется возрастом плода и его функциональной зрелостью.

Особенности становления формы и размеров матки в плодном периоде онтогенеза человека

При исследовании 4-месячных плодов (165-200 мм ТПД) во всех случаях обнаружено плоскую матку толщиной от 1,8 до 2,0 мм и шириной, на уровне маточных труб, от 4,5 до 5,5 мм. Характерной особенностью матки является наличие дна седловидной формы. При исследовании плодов 5 месяцев (220-250 мм ТПД) наблюдается значительный полиморфизм в строении матки. Общей морфологической чертой во всех наблюдениях является только плоская форма матки, толщина которой колеблется от 1,5 до 2,9 мм. Нами выявлены следующие формы дна матки: желобоватая, двугорбая (рис. 11), выпуклая и плоская. В двух случаях (плоды 230 и 245 мм ТПД) желобоватое и двугорбое дно приближают строение матки к двурогой (рис. 12). Ширина матки у плодов 5 месяцев колеблется от 4,0 до 10,0 мм.

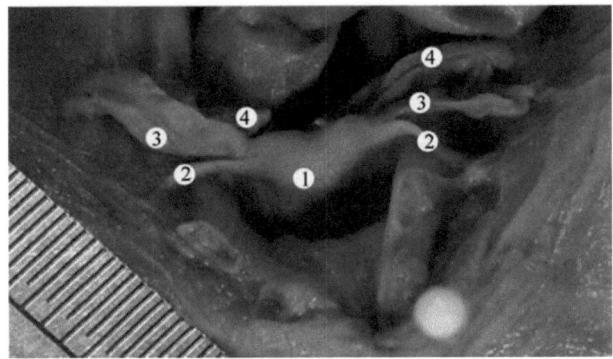

Рис. 11. Внутренние женские половые органы плода 200 мм ТПД. Двугорбая матка. Макропрепарат: 1 – матка; 2 – круглые связки матки; 3 – маточные трубы, 4 – яичники.

Нами отмечена следующая закономерность: чем больше ширина матки, тем больше ее форма приближается к двурогой. В то же время в 50% случаев (5 плодов) наблюдается выпуклое дно матки. У плодов 6 месяцев (255-295 мм ТПД) во всех случаях обнаружена плоская форма матки толщиной от 1,0 до 3,0 мм. Ширина матки колеблется от 5,0 до 8,8 мм.

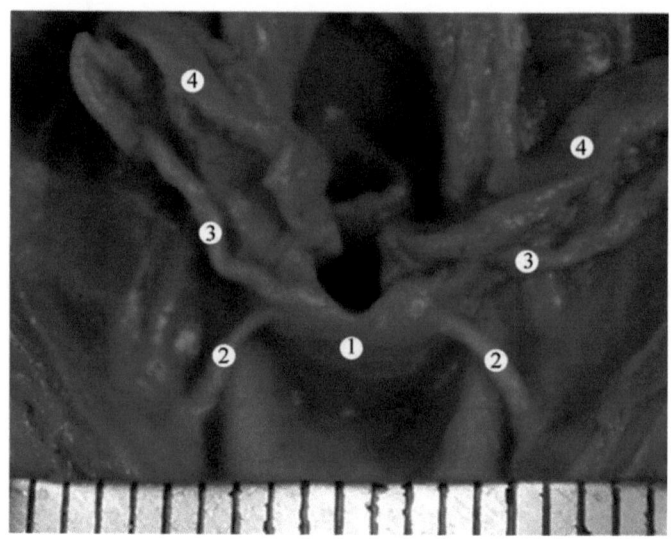

Рис. 12. Внутренние женские половые органы плода 180 мм ТПД. Желобоватая матка. Макропрепарат: 1 – матка; 2 – круглые связки матки; 3 – маточные трубы, 4 – яичники.

При проведении исследования выявлены следующие формы дна матки: плоская, выпуклая, вогнутая, желобоватая и атипичная – горбистая форма дна матки с двумя небольшими горбиками в участках перешейка маточных труб (плоды 265 и 270 мм ТПД). У плодов 7 месяцев (310-350 мм ТПД) плоская матка, шириной 5,9-10,0 мм и толщиной от 2,0 до 4,0 мм, имеет следующие разновидности дна: плоское, выпуклое, желобоватое и горбистое. В большинстве случаев (7) обнаружена матка с плоским и выпуклым дном. Форма матки у плодов 8 месяцев (351-395 мм ТПД) преимущественно является плоской – от 2,8 до 4,0 мм толщиной и шириной дна от 4,0 до 10,0 мм. Во всех случаях наблюдали плоское дно. Особенностью строения матки у плодов 9-10 месяцев (405-500 мм ТПД) является двояковыпуклая толстая матка толщиной 5,0-7,0 мм и шириной дна 11,0-13,0 мм (рис. 13). Форма дна матки в большинстве случаев является плоской или выпуклой.

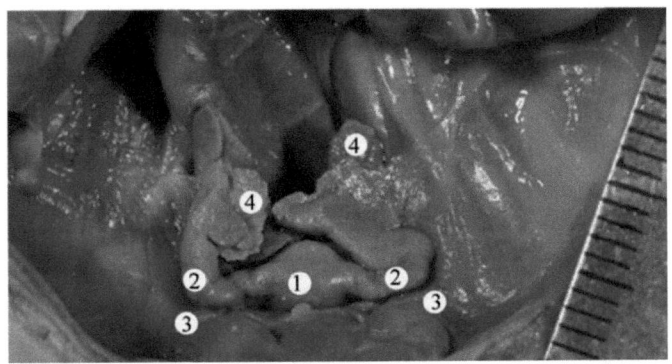

Рис. 13. Внутренние женские половые органы плода 450 мм ТПД. Двояковыпуклая матка. Макропрепарат: 1 – матка; 2 – маточные трубы; 3 – круглые связки матки, 4 – яичники.

Проанализировав морфологические особенности матки у 70 плодов человека разного возраста, можно проследить определенные закономерности ее морфогенеза. В начале плодного периода развития преобладает желобоватая или двугорбая матка, что, учитывая особенности ее эмбриогенеза, можно считать нормальным строением для плодов 4-5 месяцев. У плодов 6-7 месяцев наблюдается выравнивание рельефа дна матки, отмечено появление горбистой, плоской и вогнутой формы матки. У плодов 8-9 месяцев наблюдается преобладание плоской и выпуклой формы дна матки, кроме того, лишь в конце плодного периода матка с плоской превращается в двояковыпуклую, что является свидетельством того, что процессы дефинитивной организации ее строения продолжаются в постнатальном периоде онтогенеза человека. Однако случаи широкой желобоватой и двугорбой матки у поздних плодов необходимо считать если не аномальными, то такими, которые могут привести к патологическим состояниям в будущем.

Итак, становление дефинитивного строения матки не заканчивается в плодном периоде онтогенеза. Перинатальный морфогенез матки можно разделить на несколько периодов, для каждого из которых характерна та или иная форма. Формы строения, характерные для ранних этапов перинатального периода, безусловно, являются аномальными для поздних плодов. Возникновение аномалий строения матки вызвано факторами, которые происходят, в том числе и в плодном периоде.

При исследовании плодов различных возрастных групп наблюдается определенная закономерность изменения формы дна матки с возрастом. У плодов 4-5 месяцев вогнутое дно наблюдается чаще (5 случаев), чем у плодов 6-7 месяцев, а у плодов 8-10 месяцев вогнутое дно матки обнаружено лишь в единичных случаях. Под определением «вогнутое дно матки» мы понимаем такую форму дна, при которой наблюдается его разделение на две равные части бороздой различной глубины. Таким образом, глубина этой борозды, по нашему мнению, и является определяющим фактором в формировании двурогой матки. В таких случаях трудно сравнивать морфометрические параметры матки у плодов различных возрастных групп, ведь матка с плоским или выпуклым дном будет уже матки, которая разделена бороздой. Именно поэтому ширина матки у плодов 6-7 месяцев незначительно преобладает над шириной матки у плодов 4-5 месяцев. Следует подчеркнуть, что у плодов 4-5 месяцев ширина матки колеблется от 1,7 до 10,0 мм, а у плодов 6-7 месяцев – от 5,0 до 10,0 мм. Во всех случаях двурогая матка или приближенной к двурогой форме матка у плодов 4-7 месяцев имеет ширину от 8,0 до 10,0 мм. У поздних плодов случаи двурогой матки или приближенной к такой случаются значительно реже, а ширина матки у плодов 8-10 месяцев колеблется от 6,0 до 13,0 мм. Характерные особенности рельефа дна матки с незначительной бороздой изображены на рис. 14. У плода 7 месяцев (310 мм ТПД) обнаружена плоская матка толщиной 3,1 мм, шириной 5,9 мм на уровне маточных труб и 3,0 мм на уровне шейки матки. Длина круглых связок матки составляет: левой – 5,0 мм и правой – 4,1 мм. Соответственно матка несколько наклонена в сторону короткой (в данном случае правой) круглой связки матки. Такая зависимость длины круглой связки матки и топографии собственно матки наблюдалась у всех исследованных нами плодов и подтверждает концепцию о физиологической и функциональной асимметрии органов и структур. На дне

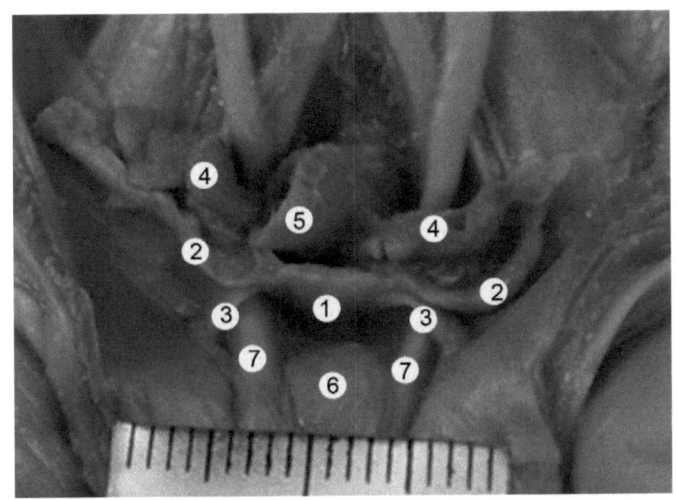

Рис. 14. Внутренние женские половые органы плода 310 мм ТПД. Макропрепарат: 1 – матка; 2 – маточные трубы; 3 – круглые связки матки; 4 – яичники; 5 – прямая кишка; 6 – мочевой пузырь; 7 – пупочные артерии.

матки едва заметна борозда, разделяющая его на две не симметричные части, большую – правую и меньшую, левую. Матка расположена в полости таза между прямой кишкой, левым яичником и мочевым пузырем. Левый яичник занимает атипичное положение, его медиальный конец погружен в пространство между маткой и прямой кишкой. По бокам от матки расположены пупочные артерии. Вследствие наклона матки вправо, правая маточная артерия прилегает к ее правому краю (так как матка у большинства плодов плоская – предлагаем выделять именно "правый и левый края матки"). Мы считаем, что данный случай нельзя считать ни патологическим, ни характеризовать строение данной матки как двурогой, но тот факт, что дно матки у большинства поздних плодов является плоским, выпуклым или с незначительной бороздой, свидетельствует о том, что двурогая или приближенная к двурогой матка у ранних плодов является относительной нормой и с возрастом превращается в матку с выпуклым дном.

О верности данного положения указывает факт, что у плодов 6 месяцев (250-300 мм ТПД) борозда, разделяющая матку, более выражена (рис. 15).

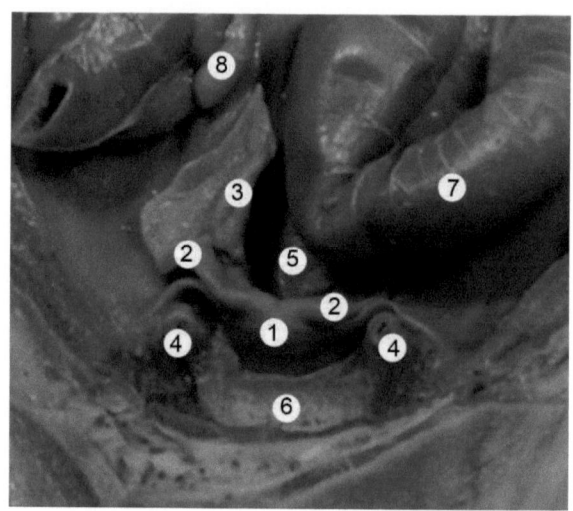

Рис. 15. Внутренние женские половые органы плода
280 мм ТПД. Макропрепарат: 1 – матка;
2 – маточные трубы; 3 – правый яичник;
4 – пупочные артерии; 5 – пряма кишка;
6 – мочевой пузырь; 7 – сигмовидная ободочная
кишка; 8 – червеобразный отросток.

Например, у плода 280 мм ТПД матка имеет плоскую форму, расположена в полости таза между прямой кишкой и мочевым пузырем. Ширина матки на уровне маточных труб составляет 4,5 мм, а на уровне шейки матки – 3,0 мм и толщина – 3,0 мм. Длина маточных труб – 14,0 мм. Характерной особенностью топографии яичников является их восходящее положение. Правый яичник соприкасается с червеобразным отростком. Дно матки характеризуется наличием четкой борозды, разделяющей орган на две равные части. Как мы видим данный плод является "младшим" и имеет более выраженную борозду.

У плода 5 месяцев (240 мм ТПД) обнаружена матка с расщепленным дном (рис. 16). Борозда, разделяющая матку на две неравнозначные части (левая больше правой), значительно глубже (2,0 мм), чем в предыдущих описанных нами случаях. Считаем такую форму матки нормальной для плода данного возрастного периода.

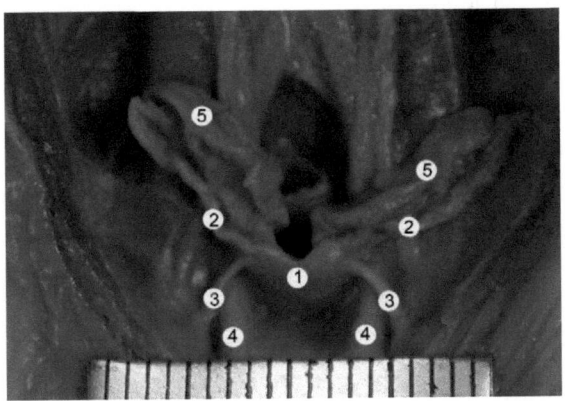

Рис. 16. Внутренние женские половые органы плода 240 мм ТПД. Макропрепарат: 1 – матка; 2 – маточные трубы; 3 – круглые связки матки; 4 – пупочные артерии; 5 – яичники.

Морфологические предпосылки возможного возникновения аномалий развития женских половых органов

Последовательность этапов формирования аномалий женской половой системы является обратной по отношению к нормальной последовательности морфогенеза внутренних и наружных женских половых органов, и становления их топографоанатомических взаимоотношений между собой и со смежными органами и структурами в течение внутриутробного периода развития человека. Выраженное превалирование морфометрических показателей правого яичника, правой маточной трубы над соответствующими показателями левых яичника и маточной трубы является патологической асимметрией. Существует связь врожденных аномалий органов женской половой системы с критическими периодами в их развитии, когда наиболее интенсивно происходит процесс закладки и органогенеза определенного внутреннего или наружного женского полового органа. Нами установлены определенные особенности строения и топографии внутренних женских половых органов на протяжении плодного периода онтогенеза человека. В частности, анатомическими особенностями яичников у плодов человека являются их условно сегментарное строение и относительно большие размеры. Установлено, что морфометрические параметры правого яичника несколько преобладают над такими левого, что по нашему мнению, является нормальным явлением асимметрии размеров парных органов (табл. 3). Однако, в некоторых случаях наблюдается значительное (более 5,5 мм) преобладание некоторых (например, билатерального размера) морфометрических параметров правого яичника над соответствующими левого яичника, что квалифицируется нами как патологическая асимметрия (рис. 17). Отметим, что такая асимметрия присуща не только яичникам, но и маточным трубам. Следует заметить, что интенсивность процессов опускания правого и левого яичников в течение пренатального периода онтогенеза также асинхронна и не заканчивается после рождения. Нами установлена выраженная асимметрия топографии парных внутренних женских половых органов у

34

плодов. Однако, синтопические взаимоотношения яичников и маточных труб со смежными органами и структурами справа и слева у большинства (43) исследованных плодов почти одинаковы. Так, к передней и верхней поверхностям матки, маточных труб и яичников прилегают петли тонкой кишки. Своей задней поверхностью внутренние женские половые органы соприкасаются с мочеточниками и подвздошными сосудами (рис. 18).

Таблица 3

Морфометрические параметры (средние арифметические) яичников и маточных труб у плодов человека

		Месяцы						
		4	5	6	7	8	9	10
Правый яичник	Билатеральный размер (мм)	7,7	10,5	11,0	12,5	13,9	15,0	17,2
	Вентродорсальный размер (мм)	2,4	3,0	4,0	5,1	5,1	5,3	6,0
	Краниокаудальный размер (мм)	2,5	2,0	2,5	3,3	3,3	3,4	4,2
Левый яичник	Билатеральный размер (мм)	6,5	9,6	11,0	12,4	12,9	14,0	15,7
	Вентродорсальный размер (мм)	2,2	2,7	3,8	3,9	4,3	5,0	5,5
	Краниокаудальный размер (мм)	1,4	1,8	2,0	3,1	3,0	3,3	4,0
Правая маточная труба	Длина	10,8	12,0	14,5	17,9	19,5	25,0	28,8
Левая маточная труба		9,1	11,4	13,1	16,4	17,0	19,0	25,2

Внутренние женские половые органы в плодном периоде онтогенеза характеризуются выраженным полиморфизмом и асимметрией, крайние формы которых, по нашему мнению, и являются факторами, которые могут привести к возникновению их врожденных пороков развития.

У плодов 170, 175, 180, 210, 320 и 345 мм ТПД обнаружены редкие варианты внешнего строения яичников, а также их формы, размеров и топогра-

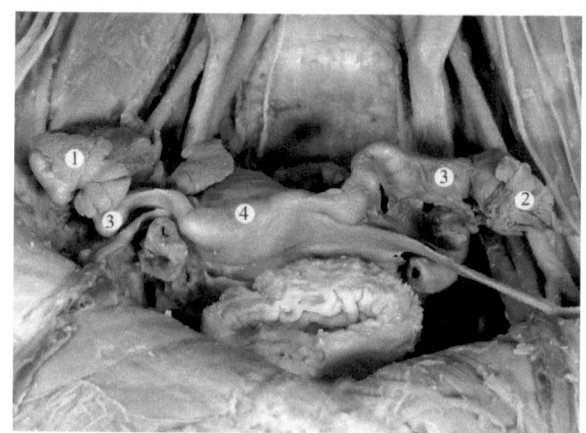

Рис. 17. Внутренние женские половые органы плода 340 мм ТКД. Макропрепарат: 1 – правый яичник; 2 – левый яичник; 3 – маточные трубы; 4 – матка.

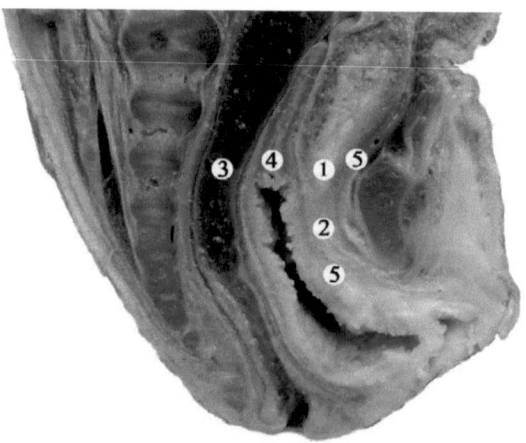

Рис. 18. Органы таза плода женского пола 290,0 мм ТПД. Сагиттальный срез. Макропрепарат: 1 – шейка мочевого пузыря; 2 – мочеиспускательный канал; 3 – прямая кишка; 4 – шейка матки; 5 – венозное сплетение.

фии. У плода 170 мм ТПК правый яичник, в отличие от взрослых состоит из четырех условных долей: маточной, двух промежуточных и трубной. Такое количество долей не присуще большинству исследованных нами плодов. Название долей определены по топографическому принципу, а именно:

маточная доля формирует маточный конец яичника, трубная – трубный конец яичника, а доли, размещенные между последними названы промежуточными. Правый яичник удлиненной формы, расположен в брюшной полости косо. Маточная труба примыкает к боковой поверхности яичника, чего не наблюдается у взрослых, медиальнее находится прямая кишка. Общая длина яичника составляет 7,0 мм, ширина – 2,1 мм и толщина – 1,8 мм. Собственная связка яичника, длиной 1,1 мм, фиксируется к правому краю матки ниже маточной трубы. Подвешивающая связка правого яичника, длиной 3,5 мм, прикрепляется к подвздошной фасции выше входа в малый таз, в ее толще расположены яичниковые артерия и вена. Длина брыжейки яичника составляет 3,9 мм, ширина – 0,8 мм. Права маточная труба, длиной 8,9 мм, извилистая, без четкого разграничения на части, покрыта серозной оболочкой со всех сторон.

Левый яичник удлиненной неправильно-сплюснутой формы, расположен в брюшной полости косо. Общая длина яичника составляет 6,8 мм, ширина – 2,0 мм, толщина – 1,9 мм. Собственная связка яичника длиной 1,0 мм, прикрепляется к правому краю матки ниже маточной трубы. Подвешивающая связка левого яичника, длиной 3,4 мм, также как и одноименная связка правого яичника, прикрепляется к подвздошной фасции выше входа в малый таз, в ее толще находятся яичниковые сосуды. Длина брыжейки яичника составляет 3,5 мм и ширина – 0,7 мм. Левая маточная труба, длиной 8,4 мм, извилистая, без четкого разграничения на части, покрыта серозной оболочкой со всех сторон.

У плода 175 мм ТПД правый яичник располагается в брюшной полости косо в горизонтальной плоскости. Продольная ось яичника проходит от уровня середины правой паховой связки к мысу. Яичник удлиненно-овальной формы, в нем различаются: переднемедиальная, заднебоковая и нижняя поверхности; верхний закругленный, передний и задний заостренные края; маточный и трубный закругленные концы. К верхнему краю и переднемедиальной поверхности правого яичника примыкают петли подвздошной кишки, к его заднебоковой поверхности – большая поясничная мышца, наружные подвздошные сосуды, запирательный нерв, мочеточник. Нижней поверхностью яичник соприкасается с маточной трубой. Маточный конец яичника размещен над дном матки и примыкает к передней поверхности прямой кишки, а впереди тесно прилежит к телу мочевого пузыря. Длина правого яичника – 5,9 мм, ширина – 2,8 мм, и толщина – 2,1 мм. Длина брыжейки составляет 3,7 мм. Длина собственной связки правого яичника – 0,8 мм, длина подвешивающей связки – 1,8 мм. Правая маточная труба длиной 6,3 мм, четких границ между ее частями не определяется.

Левый яичник располагается в брюшной полости горизонтально, продольная ось органа проходит во фронтальной плоскости. Яичник удлиненной бобовидной формы, в котором различают: переднюю и заднюю поверхности; верхний выпуклый, заостренный и нижний несколько закругленный, вогнутый края; маточный заостренный и трубный закругленный концы. Следует отметить, что по ходу нижнего вогнутого края обнаружено углубление, в которое входит изгиб маточной трубы. К передней поверхности яичника примыкают петли подвздошной кишки, а к задней поверхности – наружные подвздошные сосуды, запирательный нерв, мочеточник. К нижнему краю яичника примыкает перешеек маточной трубы, ее ампула расположена на расстоянии 1,3 мм вниз от яичника, лейка, в виде крючка, примыкает к трубному концу яичника, а позади – к прямой кишке, а спереди – к телу мочевого пузыря. Особенностью является то, что маточный конец правого яичника расположен над дном матки, позади маточного конца левого яичника. Маточные концы обоих яичников плотно примыкают друг к другу. Дно и тело матки расположены в полости большого таза. Толщина матки на уровне дна равна 1,1 мм, расстояние между маточными трубами – 3,1 мм. Длина собственной связки левого яичника составляет 1,9 мм, подвешивающей связки – 2,1 мм. Длина яичника – 5,7 мм, ширина – 2,6 мм, толщина – 1,8 мм. Длина брыжейки составляет 3,9 мм, бахрома воронок маточных труб отсутствует. Такая атипичная топография левого яичника по нашему мнению может привести в будущем к врожденной патологии яичника или его дистопии у взрослого.

У плода 180 мм ТПД как правый, так и левый яичники состоят из двух долей: маточной и трубной. Долевое строение яичника редко наблюдается в плодном периоде развития и у взрослых. Правый яичник удлиненной овальной формы расположен в брюшной полости почти вертикально. Общая длина правого яичника – 8,4 мм. Левый яичник сплюснутой удлиненной формы расположен в брюшной полости косо. Общая длина левого яичника составляет 8,2 мм.

У плода 345 мм ТПД правый яичник состоит из трех долей: маточной, промежуточной, трубной, а левый – из двух долей: маточной и трубной. Правый яичник трехгранной формы, расположен косо в брюшной полости. В яичнике различают: переднюю, заднюю и боковую поверхности; передний, задний и медиальный края; заостренные маточный и трубный концы. К передней поверхности яичника примыкают петли подвздошной кишки, а к задней его поверхности – мочеточник, внутренние подвздошные артерия и вена. Маточный конец яичника примыкает к перешейку маточной трубы, а его трубный конец – к наружным подвздошным артерии и вене. Длина правого яичника составляет 18,6 мм, ширина – 6,9 мм, а толщина – 3,6 мм. Длина брыжейки яичника 10,5 мм, а ее ширина – 3,3 мм.

Левый яичник удлиненной, приближенной к овальной форме, расположен в брюшной полости горизонтально. В яичнике различают: верхнюю, нижнюю и переднюю поверхности; верхний, нижний и задний края; заостренный маточный и закругленный трубный концы. К передней поверхности яичника примыкает передняя петля сигмовидной ободочной кишки, а к его заднему краю – мочеточник. Маточный конец яичника прилежит к задней поверхности перешейка трубы, а его трубный конец – к наружным подвздошным сосудам. Длина левого яичника составляет 17,1 мм, а отдельных его долей (маточной и трубной) 10,0 мм и 7,1 мм соответственно, ширина яичника составляет 6,5 мм и толщина – 3,4 мм. Длина брыжейки яичника 9,6 мм, ширина – 2,4 мм.

Собственные связки правого и левого яичников длиной 3,1 и 2,7 мм соответственно, прикрепляются к левому краю матки ниже маточной трубы.

Подвешивающие связки правого и левого яичников, длиной 5,4 и 5,6 мм, соответственно прикрепляются к подвздошной фасции и содержат яичниковые сосуды.

Права маточная труба имеет S-образную форму и расположена горизонтально. Общая длина правой маточной трубы составляет 31,8 мм, в частности: перешейка – 6,1 мм, ампулы – 16,0 мм, воронки – 6,2 мм, маточной части – 2,9 мм. Воронка маточной трубы примыкает к передней поверхности большой поясничной мышцы и наружным подвздошным сосудам.

Левая маточная труба извилистая, расположена горизонтально. Общая длина левой маточной трубы 27,9 мм, в частности: перешейка – 4,0 мм, ампулы – 16,0 мм, воронки – 5,1 мм и маточной части – 2,8 мм. Воронка маточной трубы примыкает к медиальному краю большой поясничной мышцы и наружным подвздошным сосудам. В данном случае кроме атипичной топографии яичника (расположение левого яичника на маточной трубе) наблюдаем вариант форм яичника и маточной трубы – трехгранная, и S-образная соответственно, что редко встречается у плодов.

Итак, в начале плодного периода развития наблюдается выраженная вариабельность формы и положения яичников, маточных труб, их брыжеек и связок. Становление их синтопии находится в коррелятивной связи с развитием прямой кишки, мочевого пузыря и структур таза.

Следующий случай, по нашему мнению, является атипичным и может быть охарактеризован как порок развития. У плода 7 месяца (320 мм ТПД) (рис. 19) обнаружена раздвоенная матка. Борозда, разделяющая матку, углубляется более 7,0 мм. В этом случае измерить ширину матки невозможно. Яичники сохраняют восходящее положение, что, по нашему мнению, также является признаком нарушения развития. Маточные трубы являются как бы продолжением "рогов" матки, однако переход между маткой и маточными трубами четко определяется.

Итак, тот факт, что дно матки у большинства поздних плодов является плоским, выпуклым или с незначительной бороздой свидетельствует о том, что

40

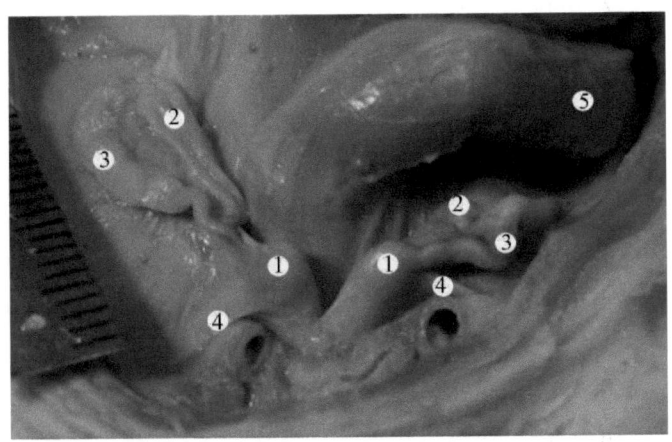

*Рис. 19. Внутренние женские половые органы плода 320 мм ТПД.
Макропрепарат: 1 – "роги" матки; 2 – яичники; 3 – маточные
трубы 4 – круглые связки матки; 5 – сигмовидная ободочная
кишка.*

двурогая или приближенная к двурогой матка у ранних плодов является относительной нормой и с возрастом превращается в матку с выпуклым дном.

При анатомическом исследовании плода 210 мм ТПД нами был обнаружен аномальный вариант строения и топографии внутренних женских половых органов. Правый яичник занимает восходящее положение, имеет вид удлиненного округлого, S-образно изогнутого цилиндра, длиной 14,0 мм, шириной – 2,0 мм и толщиной – 0,8 мм. Ось яичника направлена косо: дорсокраниально и медиально. Верхний конец яичника на 5,0 мм ниже бифуркации брюшной аорты, несколько прикрытый правой общей подвздошной веной. Медиально яичник соприкасается с общими подвздошными артерией и веной. Латерально по всей длине яичник соприкасается с «условной правой маточной трубой». Вентральная поверхность правого яичника покрыта петлями тонкой кишки.

Левый яичник имеет вид прямого, удлиненного трехгранника, несколько спиралевидно закрученного вокруг своей оси. Его длина 13,0 мм, ширина 3,0 мм и толщина 1,0 мм. Левый яичник расположен на 5,0 мм ниже правого. Левый яичник направленный, равно как и правый яичник, дорсокраниально и медиально, но несколько более вертикально. С медиальной стороны яичник соприкасается с левой общей подвздошной артерией. Дорсально к левому яичнику прилежит условная «левая маточная труба». С латеральной и вентральной стороны левый яичник покрыт петлями тонкой кишки.

Мы не случайно взяли в кавычки такие структуры как маточные трубы и назвали их условными, ведь у данного, исследуемого нами 7-месячного плода отсутствовала матка (рис. 20). Данный случай можно квалифицировать как

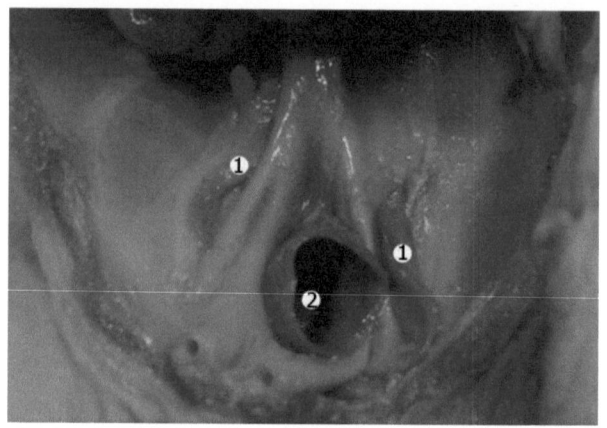

Рис. 20. Внутренние женские половые органы плода 210 мм ТПД. Макропрепарат: 1 – яичники; 2 – прямая кишка.

врожденный порок развития. «Условные маточные трубы» в этом случае, как и у плодов с нормальным органогенезом, сопровождают яичники по всей их длине, но в нашем случае они погружаются в соответствующие паховые каналы. Пространственное размещение маточных труб аналогичное соответствующим яичникам. Обращают на себя внимание выраженные признаки патологического органогенеза, на которые мы не раз обращали внимание в предыдущих наших исследованиях, проведенных на более чем 30 препаратах, и посвященных вариантной перинатальной анатомии внутренних женских половых органов. Речь идет о широком отстоянии яичников и их высокой фиксации. Подвешивающие связки яичников хорошо выражены и включают в себя яичниковые сосуды. Также развиты брыжейки яичников и маточных труб, которые также содержат сосудистые сплетения. Крестцово-маточные связки, круглые связи матки и собственные связки яичников у исследуемого плода отсутствовали.

В данном случае интересен факт нормального развития других женских половых органов. При отсутствии матки, влагалище, большие и малые половые губы, и клитор нормально развиты. Наблюдаем асимметрично увеличенную левую половую губу, что по нашим данным является нормальным явлением для данного возрастного периода.

Также обращает на себя внимание нормальное развитие прямой кишки и заднего прохода. Заметим, что для аналогичных случаев характерно сочетание врожденной патологии различных систем органов. В данном случае мы не обнаружили фактов патологического морфогенеза органов других систем. Можем предположить, что данная патология встречается редко, является не угрожающей для жизни, допускаем даже нормальный гормональный фон и позднюю диагностику данной патологии. Репродуктивная функция такого организма обычно потеряна и не подлежит хирургической коррекции.

Факт нормального морфогенеза других систем и гипотетическая возможность нормального гаметогенеза и функционирования организма при такой патологии, а также стремительное увеличение случаев врожденной патологии, поднимают несколько отдаленные от медицины морально-этические вопросы суррогатного материнства, как единственного возможного средства воспроизведения в таком случае.

При исследовании внешнего строения и синтопии яичников плода человека 170,0 мм ТПД обнаружена агенезия левого яичника, а также вариантная анатомия правого яичника, маточных труб и матки (рис. 21).

Правый яичник сплюснутый, удлиненной формы, размещен косо. В яичнике различаются: боковая и медиальная поверхности; передний и задний края; закругленные трубный и маточный концы. Боковая поверхность правого яичника соприкасается с маточной трубой. Маточный конец яичника плотно прилегает к перешейку маточной трубы, медиальнее находится прямая кишка.

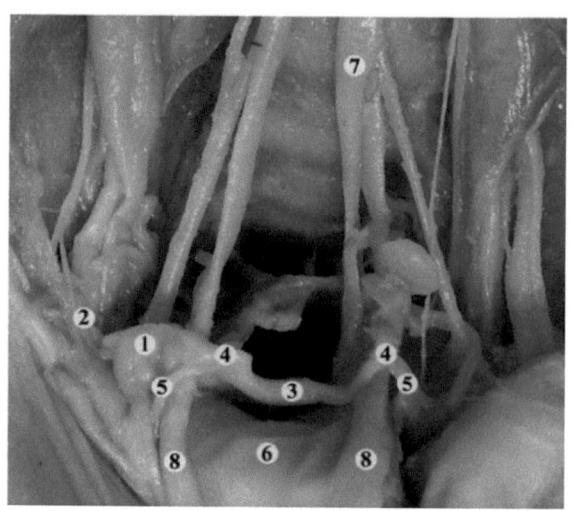

Рис. 21. Органы женского таза плода 170,0 мм ТПД.
Макропрепарат: 1 – правый яичник;
2 – подвешивающая связка правого яичника;
3 – матка; 4 – маточные трубы; 5 – круглые связки
матки; 6 – мочевой пузырь; 7 – левый мочеточник;
8 – пупочные артерии.

Длина яичника составляет 3,9 мм, ширина – 1,8 мм и толщина – 0,9 мм. Подвешивающая связка правого яичника прикрепляется к поясничной фасции выше входа в малый таз, в ее толще размещаются яичниковые сосуды. Позади этой связки находится правая наружная подвздошная артерия. Собственная связка яичника, длиной 1,0 мм, прикрепляется к правому краю матки ниже маточной трубы. Длина брыжейки яичника 3,5 мм, ширина 0,6 мм. Правая маточная труба, длиной 5,2 мм, имеет прямолинейный ход, без четкого разделения на части, окружена серозной оболочкой со всех сторон. Длина брыжейки маточной трубы составляет 5,0 мм, ширина – 2,5 мм. Права маточная труба образует с правой круглой связкой матки прямой угол.

Классификации врожденных пороков развития женских половых органов

Общеизвестна эмбриологическая классификация врожденных пороков развития внутренних женских половых органов, предложенная V. Buttram (1983), согласно которой автор выделяет шесть классов:

Класс I. Частичное отсутствие парамезонефральных протоков Мюллера:

I. А – агенезия (отсутствие) влагалища – отсутствие влагалища или влагалище представлено незначительным углублением (слепым уголком);

I. В – агенезия шейки матки – шейка представлена бугорком 8,0-10,0 мм в диаметре, канал шейки матки отсутствует или заканчивается слепо;

I. С – агенезия матки – матка имеет вид узкого и короткого (рудиментарного) цилиндра;

I. D – агенезия маточных труб;

I. Е – комбинированная агенезия.

Класс II. Однорогая матка:

II. А – с рудиментарным (недоразвитым) рогом:

II. А. 1 – с эндометриальной полостью:

II. А. 1a – соединяющаяся со вторым рогом;

II. А. 1b – не соединяющаяся со вторым рогом;

II. А. 2 – без эндометриальной полости;

II. В – без рудиментарного рога.

Класс III. Удвоение матки.

Класс IV. Двурогая матка:

IV. А – с полным разделением (до внутреннего зева матки);

IV. В – с частичным разделением;

IV. С – седловидная матка.

Класс V. Перегородчатая матка:

V. А – полная перегородка (до внутреннего зева матки);

V. В – неполная перегородка.

Класс VI. Матка с изменениями полости (Т-образная, тяжи в полости матки, расширение нижних ¾ матки вследствие внутриутробного воздействия диэтилстильбэстрола, туринала и др.).

Анализируя собственные результаты исследования и сведения литературы, отмечаем, что вопрос возникновения врожденных пороков развития является достаточно дискуссионным и вызывает немало споров. Считаем целесообразным разделять врожденную патологию, которая сформировалась в эмбриональном периоде и возникшую под влиянием определенных факторов плодного и раннего неонатального периодов, и предлагаем следующую классификацию врожденных пороков развития женских половых органов.

ВРОЖДЕННЫЕ ПОРОКИ ВНУТРЕННИХ ЖЕНСКИХ ПОЛОВЫХ ОРГАНОВ:

А. Аномалии матки (рис. 22):

I. Аномалии количества:

1) агенезия и аплазия матки – полное отсутствие матки является довольно редкой аномалией. Также может наблюдаться: а) агенезия и аплазия шейки матки; б) атрезия шейки матки – при этой аномалии тело матки соединяется с влагалищем с помощью тонкого тканевого тяжа без просвета;

2) дидельфинная матка (uterus didelphys) – при этой аномалии есть две самостоятельные матки и два разделенные между собой влагалища. Каждая матка имеет одну маточную трубу и один яичник;

3) двойная матка (uterus duplex) является дефектом развития, который характеризуется удвоением матки или ее тела вследствие неполного слияния двух парамезонефральных протоков (рис. 23, 24). Различают следующие разновидности удвоения матки: а) двойная матка с удвоением влагалища (uterus duplex et vagina duplex) возникает, когда оба парамезонефральных протока соприкасаются в средней и нижней части, однако остаются соединенными на всем их протяжении; б) двойная матка с удвоением шейки матки и влагалища формируется при полном не слиянии

46

обоих парамезонефральных протоков; в) другие удвоения матки: может быть двойная матка с одной шейкой, двойная матка с двумя шейками и одним влагалищем.

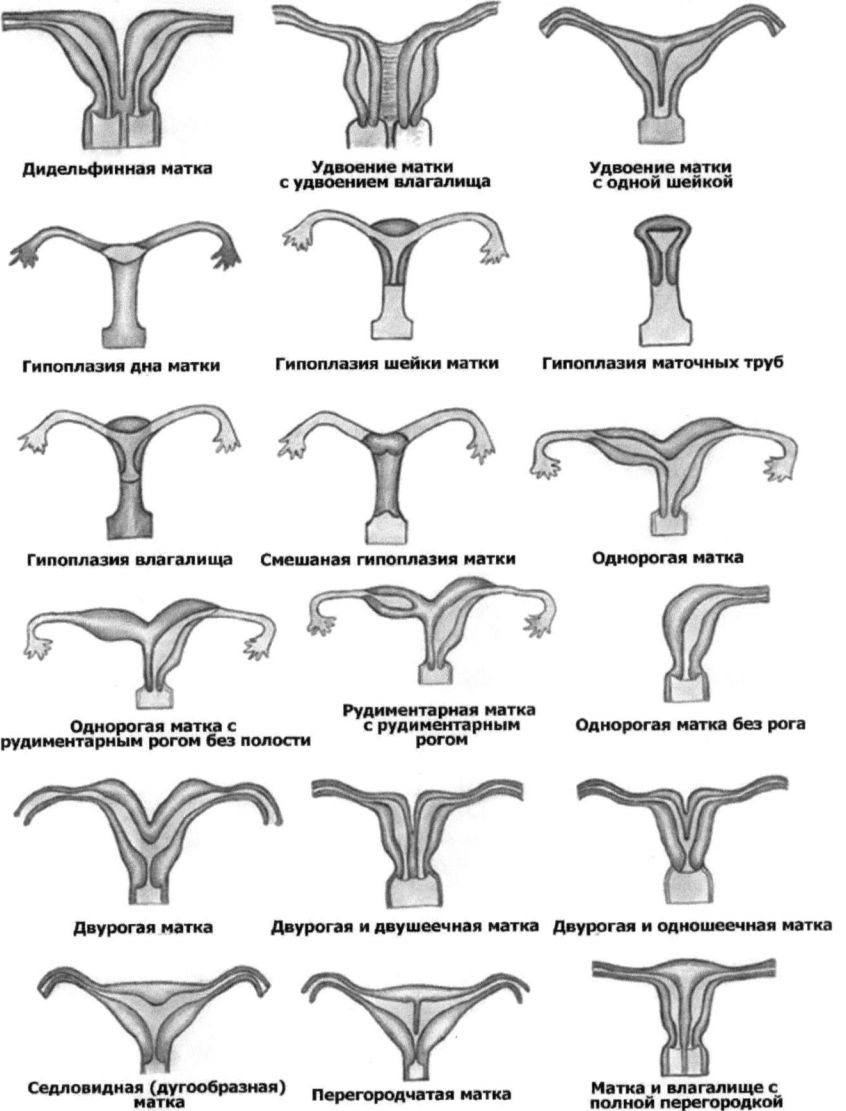

Рис. 22. Врожденные пороки внутренних женских половых органов (схемы).

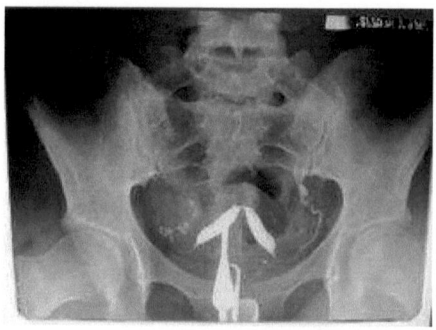

Рис. 23. Полное удвоение внутренних
женских половых органов: два влагалища,
две однорогие матки с перешейком.
Гистеросальпингограмма

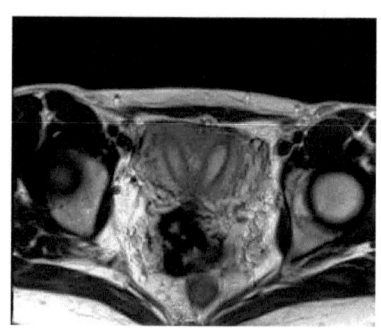

Рис. 24. Полное удвоение матки. МРТ

II. Аномалии положения:

1) ретроверзио (retroversio) – смещение дна и тела матки кзади;

2) ретрофлексио (retroflexio) – тело матки наклонено назад относительно ее шейки, в результате чего между телом и шейкой матки образуется открытый назад угол.

III. Аномалии строения:

1) инфантильная матка (uterus infantilis) или детская (недоразвитая) матка является проявлением отставания в развитии правильно сформированного органа, происходит уже после рождения девочки. В случае отставания в размерах матки речь идет о ее гипоплазии. Выделяют 3 степени развития

гипоплазии матки: зародышевая (фетальная), инфантильная (детская) и подростковая (девичья) матка;

2) однорогая матка (uterus unicornis) является следствием гипоплазии (недоразвития) одного из парамезонефральных протоков (рис. 25). В зависимости от состояния рудиментарного рога различают следующие варианты однорогой матки: а) однорогая матка с нефункционирующим рудиментом второго рога, которая формируется только из одного парамезонефрального протока при полной атрезии другого. Рудиментарный рог имеет вид тонкого шнура без полости; б) однорогая матка с функционирующим вторым рогом, в котором есть полость, выстланная эндометрием. В рудиментарном роге происходят определенные менструальные трансформации. В рудиментарном роге может накапливаться эксудат, например кровь в период полового созревания, если функционирующая полость рудиментарного рога не сообщается с полостью матки;

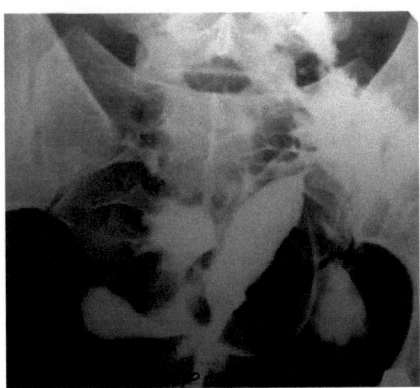

Рис. 25. Однорогая матка. Гистеросальпингограмма

3) двурогая матка (uterus bicornis) является следствием частичного неслияния парамезонефральных протоков (рис. 26). Различают следующие разновидности двурогой матки: а) двурогая матка с разделенным телом при общей шейке (uterus bicornis unicervicalis) является наиболее частым

49

вариантом двурогой матки. При этой аномалии обнаруживаются два отделенных друг от друга тела матки, которые имеют одну общую шейку; возникает в результате слияния парамезонефральных протоков в области шейки матки; б) двушеечная матка (uterus bicornis bicervicalis) – резко выраженный вариант двурогой матки, при которой разграничены не только тела, но и шейки маток; в) двурогая матка с одним замкнутым рудиментарным рогом (uterus bicornis cum cornu rudimentario); г) двурогая матка с двумя рудиментарными рогами солидного строения (uterus bicornis rudimentarius solidus) формируется при неслиянии обоих парамезонефральных протоков, которые не имеют просвета, при этом обе матки представляют собой два рудиментарных рога солидного строения без просвета; д) седловидная матка (uterus introrsum arcuatus) или дугообразная матка (uterus arcuatus) – наименее выраженный вариант двурогой матки; при этом разделенным есть только дно матки;

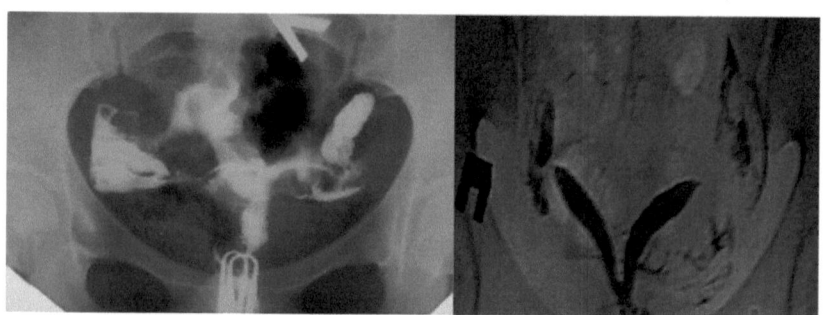

Рис. 26. Двурогая матка. Гистеросальпингограмма

4) перегородчатая матка (uterus septatus) является проявлением неполного слияния парамезонефральных протоков. При этой аномалии форма матки приближена к нормальной, в то время как ее полость разделена полной (uterus septus) или неполной (uterus subseptus) перегородкой. Полная перегородка, как правило, тянется от дна матки к ее зеву. Неполная перегородка разделяет только часть матки в области ее дна или шейки;

5) атрезия полости матки случается редко, преимущественно локализуется

в области шейки и является следствием заращения канала шейки матки на уровне внутреннего зева;

6) эмбриональная киста шейки матки;

7) эмбриональная киста широкой связки матки;

8) врожденные свищи между маткой и мочевыделительными путями;

9) синдром Майера-Рокитанского-Кюстера – наследственная аномалия развития матки (возможно, аутосомно-доминантное наследование) – матка обычно разделена на две части без полости; отсутствует эндометрий, яичники расположены относительно высоко; гипопластические маточные трубы с просветом; почти полностью отсутствует влагалище; общая гипоплазия наружных половых органов.

Б. Аномалии яичников:

I. Аномалии количества:

1) ановария (anovaria) – отсутствие яичника;

2) поливария (polyovaria) – многочисленность яичника.

II. Аномалии строения:

1) киста яичника;

2) деформация яичника;

3) открытый (необлитерированный) влагалищный отросток яичника (processus vaginalis apertus ovarii).

В. Аномалии маточных труб:

I. Аномалии количества:

1) агенезия маточной трубы – одно- или двустороннее отсутствие маточной трубы;

2) удвоение (частичное или полное) маточной трубы; может быть одно- или двустороннее.

II. Аномалии строения:

1) врожденное разъединение маточной трубы или ее части, например ампулы;

2) гидросальпинкс – водянка маточной трубы характеризуется

патологическим накоплением жидкости в трубе;

3) эмбриональная киста маточной трубы.

Г. Аномалии влагалища:

I. Аномалии количества:

1) агенезия влагалища (agenesia vaginae) – первичное полное отсутствие влагалища;

2) аплазия влагалища (aplasia vaginae) (рис. 27) – первичное отсутствие части влагалища наблюдается при недоразвитии нижних отделов парамезонефральных протоков; обусловленная прекращением канализации влагалищной трубки (в норме завершается на 18-й неделе внутриутробного развития);

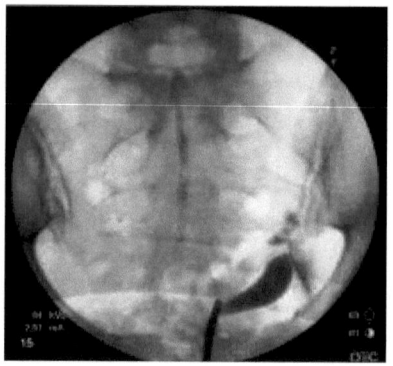

*Рис. 27. Полное удвоение матки,
аплазия правого влагалища.
Скопление крови в области шейки
правой матки (гематокольпос).
Гистеросальпингограмма*

3) атрезия влагалища (atresia vaginae) – вторичное отсутствие влагалища вследствие полного или частичного заращения влагалища; связана с воспалительным процессом во внутриутробном периоде развития;

4) удвоение влагалища;

5) дополнительное замкнутое влагалище.

II. Аномалии строения:

1) перегородчатое влагалище (vagina septa congenita) является одной из причин стенозов влагалища, довольно часто сочетается с удвоением матки. Данная аномалия возникает вследствие не слияния дистальных концов парамезонефральных протоков, в таком случае с их стенок, расположенных одна над другой, формируется перегородка. Последняя представляет собой перегородку различной толщины и протяженности. Полная сагиттальная (продольная) перегородка (vagina septa) обнаруживается по всей длине влагалища и достигает сводов. Неполная перегородка (vagina subsepta) делит влагалище на две части только в отдельном ее отделе (нижнем, среднем, верхнем, в области сводов). Часто неполная перегородка локализуется в нижней 1/3 влагалища. Встречается также поперечная перегородка влагалища в виде полулунной или круговой складки, в центре которой имеется отверстие разного диаметра;

2) прямокишечно-влагалищный свищ.

ВРОЖДЕННЫЕ ПОРОКИ НАРУЖНЫХ ЖЕНСКИХ ПОЛОВЫХ ОРГАНОВ

А. Аномалии девичьей плевы и женской половой области (вульвы):

I. Аномалии строения:

1) продырявленная девственная плева;

2) неперфорированная девственная плева (hymen imperforatus);

3) гинатрезия – атрезия (заращение) девственной плевы (atresia hymenis; hymen occlusus), как правило, обнаруживается с наступлением периода полового созревания. Кровь во время менструации постепенно заполняет влагалище (haematocolpos), далее матку (haematometra) и в дальнейшем маточные трубы (haematosalpinx);

4) деформация вульвы может быть следствием гипо- и эписпадии, в частности при гермафродитизме. Кроме того, деформация вульвы возникает при врожденной аномалии, когда во влагалище или преддверие влагалища открывается задний проход (anus vestibularis);

5) сращение малых половых губ возникает вследствие сращения половых складок зародыша, что присуще только эмбрионам мужского пола. Сращение малых половых губ происходит по всей их длине, за исключением передних концов, где они переходят в покров короткого клитора. При этом остается отверстие, подобное наружному отверстию мужского мочеиспускательного канала, что служит для вывода мочи и крови во время менструации. Вследствие сращения малых половых губ преддверие влагалища превращается в канал, подобный мужскому мочеиспускательному каналу, однако он короче;

6) гипертрофия половых губ случается довольно редко;

7) гипертрофия клитора – чрезмерно развитый клитор, который по величине и форме напоминает половой член.

Список литературы

1. Адамян Л.В. Аномалии развития женских половых органов: вопросы идентификации и классификации (обзор литературы) / Л.В. Адамян, Л.Ф. Курило, А.Б. Окулов [и др.] // Проблемы репродукции. – 2010. – № 2. – С. 7-15.

2. Аликперова Л.С. Пластика влагалища у девочек с удвоением внутренних гениталий / Л.С. Аликперова, К.А. Науменко, Э.Э. Велиева / Материалы Пироговской студенческой научной конференции Москва, 20 марта 2003 г. // Вестник РГМУ. – 2002. – № 2. – С. 80.

3. Андрієць О.А. Тенденції в розвитку деякої гінекологічної патології у дівчат Буковини / О.А. Андрієць / Здорова дитина: здорова дитина та генетичні аспекти її розвитку: матеріали IV Міжнародної науково-практичної конференції, 28-29.09.2006 р. – Чернівці, 2006. – С. 5.

4. Антипов Н.В. Морфологические аспекты формирования овариоцеле / Н.В. Антипов, С.В. Войтенко, А.Б. Зарицкий [та ін.] // Клінічна анатомія та оперативна хірургія. – 2012. – Т. 11, № 1. – С. 47-49.

5. Антонова И.В. Анализ частоты и структуры пороков развития органов мочевой и половой системы у новорожденных детей г. Омска / И.В. Антонова // Педиатрия. – 2010. – Т. 89, № 3. – С. 135-137.

6. Ахтемійчук Ю.Т. Актуальные вопросы перинатальной анатомии / Ю.Т. Ахтемийчук / Современные аспекты фундаментальной и прикладной морфологии: сборник трудов научно-практической конференции с международным участием, посвященной 110-летию со дня рождения академика НАН Беларуси Д.М. Голуба. – Минск, 2011. – С. 15-17.

7. Ахтемійчук Ю.Т. Розвиток сечостатевого комплексу в зародковому періоді онтогенезу людини / Ю.Т. Ахтемійчук, В.Ф. Марчук / Актуальні питання вікової анатомії та ембріотопографії: Всеукраїнська наукова конференція // Клінічна анатомія та оперативна хірургія. – 2006. – Т. 5, № 2. – С. 72.

8. Ахтемійчук Ю.Т. Спосіб поліхромної та рентгенополіконтрастної корозії / Ю.Т. Ахтемійчук, О.В. Цигикало / Актуальні питання вікової анатомії та

ембріотопографії: Всеукраїнська наукова конференція // Клінічна анатомія та оперативна хірургія. – 2006. – Т. 5, № 2. – С. 88.

9. Ахунзянова А.А. Зависимость массы плода от антропометрических показателей и данных анамнеза женщины / А.А. Ахунзянова, А.Р. Назипова, С.В. Ларионова / Материалы Пироговской студенческой научной конференции Москва, 20 марта 2003 г. // Вестник РГМУ. – 2002. – № 2. – С. 81.

10. Бізер Л.І Лікування дистрофій вульви, нові підходи / Л.І. Бізер, Р.В. Сенютович, В.І. Кривчанський [та ін.] // Буковинський медичний вісник. – 2008. – Т. 12, № 2. – С. 118-121.

11. Бобик Ю.Ю. Аналіз причин безпліддя в умовах природного йодного дефіциту / Ю.Ю. Бобик // Буковинський медичний вісник. – 2010. – Т. 14, № 4. – С. 117-122.

12. Голубовський І.А. Морфологічне обґрунтування нового способу відновлення прохідності істмічного відділу маткових труб / І.А. Голубовський // Вісник морфології . – 2009. – Т. 15, № 1. – С. 72-75.

13. Давиденко І.С. Структура природжених вад у Чернівецькій області у 1980-2000 рр. (за даними обласного дитячого патологоанатомічного бюро) / І.С. Давиденко, Ю.І. Коваль, М.О. Соломатіна // Клінічна анатомія та оперативна хірургія. – 2003. – Т. 2, № 3. – С. 21-24.

14. Жарова Н.В. Варианты развития яичниковой артерии человека / Н.В. Жарова / Морфологічний стан тканин і органів систем організму в нормі та патології: збірник матеріалів науково-практичної конференції, 10-11 червня 2009 р. – Тернопіль: Укрмедкнига, 2009. – С. 60-61.

15. Козак О.М. Оптимізація методів ранньої профілактики і лікування запальних захворювань геніталій у пацієнток репродуктивного віку / О.М. Козак // Буковинський медичний вісник. – 2011. – Т. 15, № 2. – С. 17-20.

16. Колоскова О.К. Роль екологічної компоненти у формуванні показників здоров'я новонароджених дітей м. Чернівці / О.К. Колоскова // Буковинський медичний вісник. – 2006. – Т. 10, № 1. – С. 38-40.

17. Кузьменко А.В. Вариантная анатомия внутритазового анастомотического

русла внутренней половой артерии / А.В. Кузьменко / Современные аспекты фундаментальной и прикладной морфологии: сборник трудов научно-практической конференции с международным участием, посвященной 110-летию со дня рождения академика НАН Беларуси Д.М. Голуба. – Минск, 2011. – С. 157-159.

18. Ластівка І.В. Закономірності поєднання вад розвитку різних систем / І.В. Ластівка, Н.І. Підвисоцька / Здорова дитина: здорова дитина та генетичні аспекти її розвитку: матеріали IV Міжнародної науково-практичної конференції, 28-29.09.2006 р. – Чернівці, 2006. – С. 16-17.

19. Левківська І.Г. Необхідність вивчення зв'язків ультразвукових показників матки і яєчників із антропосоматометричними параметрами дівчаток різних соматотипів / І.Г. Левківська / Актуальні проблеми морфології: збірник матеріалів науково-практичної конференції присвяченої 70-річчю заслуженого діяча науки і техніки України, професора Я.І. Федонюка, 16-17 квітня 2010 р. – Тернопіль: Укрмедкнига. – С. 84-86.

20. Линчак О.В. Частота непліддя серед населення Чернівецької області / О.В. Линчак, О.П. Коба, Д.О. Микитенко [та ін.] // Актуальні проблеми акушерства і гінекології, клінічної імунології та медичної генетики. – 2012. – Вип. 22. – С. 188-196.

21. Лященко О.И. Структурная асимметрия яичников и матки / О.И. Лященко, Е.Ю. Бессалова // Клінічна анатомія та оперативна хірургія. – 2007. – Т. 6, № 1. – С. 72-74.

22. Македонський І.О. Економічна ефективність та віддаленні результати лікування вроджених вад розвитку, які супроводжуються порушеннями функції сечостатевої системи /І.О. Македонський // Хірургія дитячого віку. – № 3 (24). – С. 53-57.

23. Марчук В.Ф. Синтопія яєчників у 5-місячних плодів людини / В.Ф. Марчук, О.В. Дибель, Ю.Ф. Марчук / Динаміка наукових досліджень: матеріали ІІ Міжнародної науково-практичної конференції, Том 16. – Дніпропетровськ, 2003. – С. 51-52.

24. Марчук В.Ф. Формування сечостатевого комплексу у зародковому періоді людини / В.Ф. Марчук / Здорова дитина: здорова дитина та генетичні аспекти її розвитку: матеріали IV Міжнародної науково-практичної конференції, 28-29.09.2006 р. – Чернівці, 2006. – С. 50.

25. Марчук Ю.Ф. Морфогенез круглих та широких зв'язок матки в ранньому онтогенезі людини / Ю.Ф. Марчук, Н.Г. Рихальська, Т.М. Остафійчук / Матеріали IV міжнародної науково-практичної конференції студентів та молодих вчених 18-20 квітня 2006 р. – Ужгород: Гражда, 2006. – С. 133.

26. Одинський І.П. Проблема здоров'я людини в системі суспільного виробництва / І.П. Одинський // Буковинський медичний вісник. – 2006. – Т. 15, № 1. – С. 159-163.

27. Пастернак І.І. Диференційна діагностика природженої гінекологічної патології у практиці дитячого хірурга / І.І. Пастернак, С.О. Сокольник, Б.М. Боднар // Клінічна анатомія та оперативна хірургія. – 2010. – Т. 9, № 2. – С. 99-100.

28. Польова С.П. Лапароскопія в практичній оперативній гінекології / С.П. Польова // Клінічна анатомія та оперативна хірургія. – 2004. – Т. 3, № 4. – С. 118.

29. Польова С.П. Сучасні підходи до діагностики та лікування жіночої безплідності / С.П. Польова, Л.М. Рак // Буковинський медичний вісник. – 2006. – Т. 10, № 2. – С. 58-60.

30. Приймак С.Г. Використання методів профілактики вроджених вад розвитку плода / С.Г. Приймак // Клінічна та експериментальна патологія. – 2011. – Т. 10, № 1. – С. 132-135.

31. Пятницкая Т.В. Синтопия маточных труб у 7-месячных плодов человека / Т.В. Пятницкая / Научная организация деятельности анатомических кафедр в современных условиях: Материалы международной научно-практической конференции руководителей анатомических кафедр и институтов Вузов СНГ и Восточной Европы, посвященной 75-летию УО ВГМУ 3-4 ноября 2009 г. – Витебск, 2009. – С. 240-241.

32. Ризничук М.О. Поширеність уроджених вад розвитку в дітей чернівецької області / М.О. Ризничук, В.П. Пішак // Клінічна та експериментальна патологія. – 2011. – Т. 10, № 1. – С. 140-142.

33. Сенютович Р.В. Комбіновані втручання на жіночих статевих органах при колатеральному раку / Р.В. Сенютович, Л.І. Бізер // Клінічна анатомія та оперативна хірургія. – 2008. – Т. 7, № 1. – С. 16-19.

34. Сорокман Т.В. Моніторинг уроджених вад розвитку в дітей Чернівецької області / Т.В. Сорокман, А.М. Вдовичен, І.В. Ластівка [та ін.] // Буковинський медичний вісник. – 2006. – Т. 10, № 2. – С. 117-122.

35. Сорокман Т.В. Уроджені вади сечостатевої системи в дітей Чернівецької області / Т.В. Сорокман, О.І. Максіян, Г.Б. Боднар [та ін.] // Клінічна анатомія та оперативна хірургія. – 2003. – Т. 2, № 1. – С. 19-21.

36. Сорокман Т.В. Чинники ризику та поширеність уроджених вад розвитку серед новонароджених дітей / Т.В. Сорокман, М.О. Гінгуляк, В.О. Пікузо [та ін.] // Буковинський медичний вісник. – 2011. – Т. 15, № 2. – С. 179-182.

37. Фокіна С.Є. Вплив перинатальних чинників на ступінь біологічної зрілості дітей раннього віку / С.Є. Фокіна, В.В. Безрук, О.Г. Долженко / Здорова дитина: здорова дитина та генетичні аспекти її розвитку: матеріали IV Міжнародної науково-практичної конференції, 28-29.09.2006 р. – Чернівці, 2006. – С. 8.

38. Хільчевська В.С. Комплексна оцінка стану здоров'я дітей Буковини / В.С. Хільчевська, Н.О. Попелюк, І.Б. Регульська / Здорова дитина: здорова дитина та генетичні аспекти її розвитку: матеріали IV Міжнародної науково-практичної конференції, 28-29.09.2006. – Чернівці, 2006. – С. 30-31.

39. Щеголькова А.А. Течение родов при врожденных пороках развития плода / А.А. Щеголькова / Человек и его здоровье: материалы 79-ой конференции студенческого научного общества СПбГМА им. И.И. Мечникова (25 апреля 2006 г.). – Санкт-Петербург, 2006. – С. 426-427.

40. Adeyemi A.S. Successful pregnancy in one horn of a bicornuate uterus / A.S.Adeyemi, O.O.Atanda, A.D.Adekunle // Ann. Afr. Med. – 2013. – Oct-Dec. 12 (4). – P. 252-254.

41. Arteriovenous malformation in uterine cervix during pregnancy / S.M. Kim, W.K. Jang, J.C. Park [et al.] // Obstet. Gynecol. Sci. – 2014. – Mar. 57 (2). – P. 155-159.

42. Asăvoaie C. Ovarian and uterine ultrasonography in pediatric patients. Pictorial essay / C. Asăvoaie, O. Fufezan, M. Coşarcă // Med. Ultrason. – 2014, Jun. 16 (2). – P. 160-167.

43. Chen N. Genes in the development of female genital tract / N. Chen, L. Zhu, J.H. Lang // Zhongguo Yi Xue Ke Xue Yuan Xue Bao. – 2013. – Dec. 35 (6). – P. 689-893.

44. Josefsson M.L. Inguinal ovary in adult women-case report and literature review // M.L. Josefsson, S. Mitra, S. Gupta // Springerplus. – 2013. – Oct. 17. – P. 545.

45. Lents C.A. Measures of the ovaries and uterus during development of gilts selected for differences in uterine capacity / C.A. Lents, R.A. Cushman, B.A. Freking // J. Anim. Sci. – 2014. – Jun. 92(6). – P. 2433-2439.

46. Maternal complications and perinatal mortality: findings of the World Health Organization Multicountry Survey on Maternal and Newborn Health / J.P. Vogel, J.P. Souza, R. Mori [et al.] // B.J.O.G. – 2014. – Mar. 121, Suppl 1. – P. 76-88.

47. Michailidis G.D. Assessment of fetal anatomy in the first trimester using two- and three-dimensional ultrasound / G.D. Michailidis, P.Papageorgiou, D.L. Economides // The British Journal of Radiology. – 2002. – Volume 75, Issue 891. – P. 215-219.

48. Moffett A. Uterine NK cells: active regulators at the maternal-fetal interface / A. Moffett, F. Colucci // J. Clin. Invest. – 2014 May 1, Vol. 124 (5). – P. 1872-1879.

49. Piña-García A. Uterus Didelphys, obstructed hemivagina and ipsilateral renal agenesis as a presentation of a case of the Herlyn-Wemer-Wünderlich syndrome. Literature review / A. Piña-García, C. Afrashtehfar // Ginecol. Obstet. Mex. – 2013. – Oct. 81 (10). – P. 616-620.

50. Pregnancy in a unicornuate uterus: a case report / D. Caserta, M. Mallozzi, C. Meldolesi [et al] // J. Med. Case. Rep. – 2014. – Apr. 29, № 8 (1). – P. 130.

51. Sanders R.C. Anteverted retroflexed uterus: a common consequence of cesarean delivery / R.C. Sanders, A.K. Parsons // Am. J. Roentgenol. – 2014. – Jul. 203(1). – P. 117-124.

52. Simpson J.L. Genetics of female infertility due to anomalies of the ovary and mullerian ducts / J.L. Simpson // Methods Mol. Biol. – 2014. – P. 1154-1173.

53. Vascularization of broad ligament of uterus and its relationship with fetal and placental development in gilts / G.C. Guimarães, R.P. Betarelli, M.G. Zangeronimo [et al.] // Theriogenology. – 2014. – Vol. 82 (2), № 15. – P. 232-237.

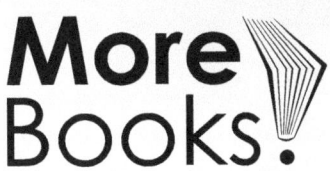
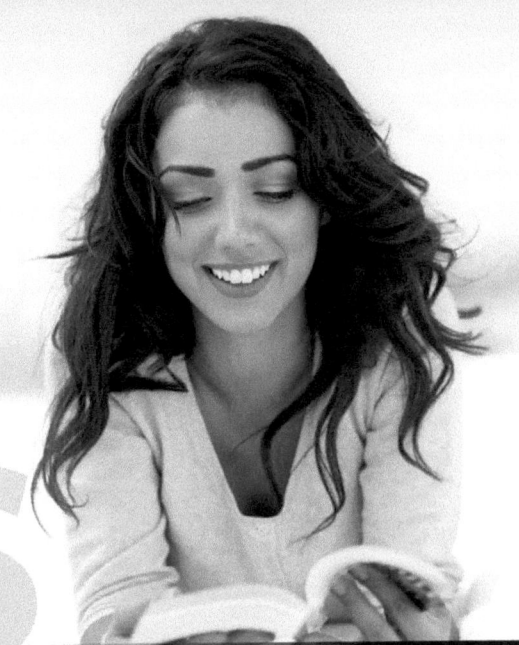

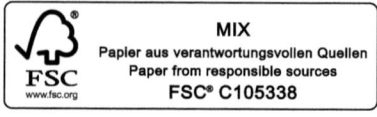